여배우 홈 발레 스트레칭

여배우 홈 발레 스트레칭

1판 1쇄 인쇄 2018. 1. 20.
1판 1쇄 발행 2018. 1. 25.

지은이 한영
발행인 고세규
편집 최은희, 길은수 | **디자인** 지은혜
발행처 김영사
등록 1979년 5월 17일(제406-2003-036호)
주소 경기도 파주시 문발로 197(문발동) 우편번호 10881
전화 마케팅부 031)955-3100, 편집부 031)955-3200 | **팩스** 031)955-3111

저작권자 ⓒ 한영, 2018
이 책은 저작권법에 의해 보호를 받는 저작물이므로 저자와 출판사의 허락 없이 내용의 일부를 인용하거나 발췌하는 것을 금합니다.

값은 뒤표지에 있습니다.
ISBN 978-89-349-8057-5 13510

홈페이지 www.gimmyoung.com   블로그 blog.naver.com/gybook
페이스북 facebook.com/gybooks   이메일 bestbook@gimmyoung.com

좋은 독자가 좋은 책을 만듭니다.
김영사는 독자 여러분의 의견에 항상 귀 기울이고 있습니다.

이 도서의 국립중앙도서관 출판시도서목록(CIP)은 서지정보유통지원시스템 홈페이지(http://seoji.nl.go.kr)와 국가자료공동목록시스템(http://www.nl.go.kr/kolisnet)에서 이용하실 수 있습니다. (CIP제어번호: CIP2018001578)

여배우 홈 발레 스트레칭

한영 지음

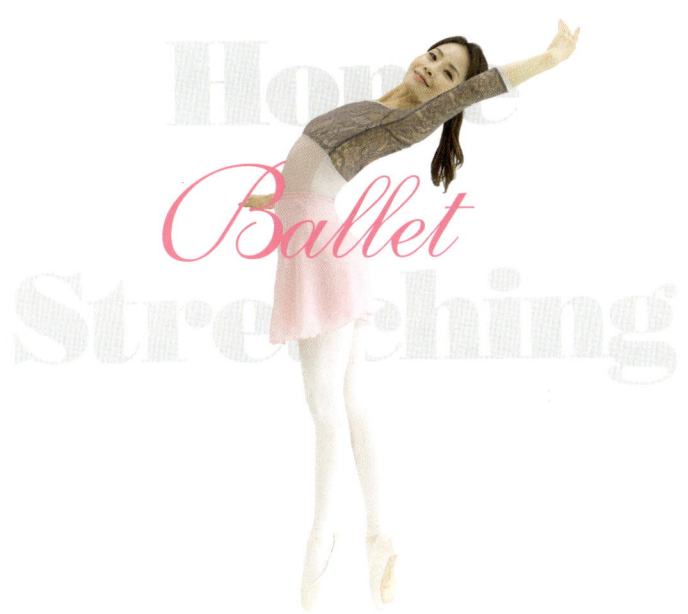

김영사

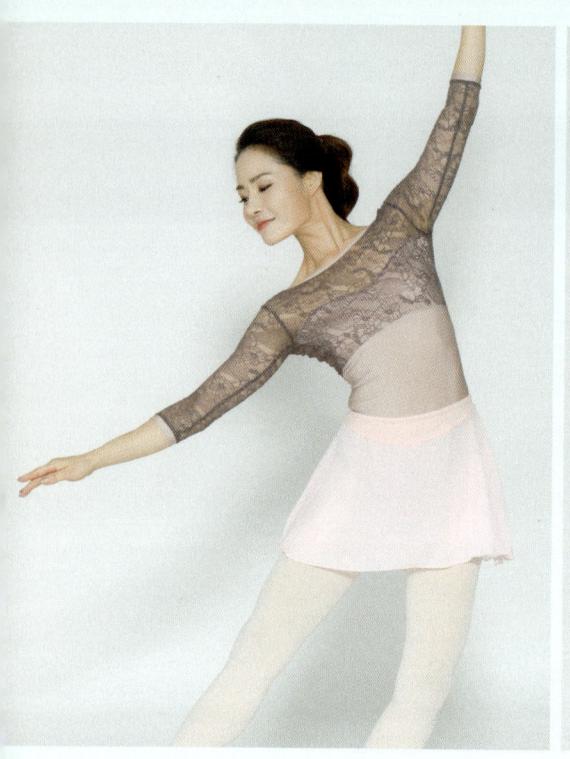
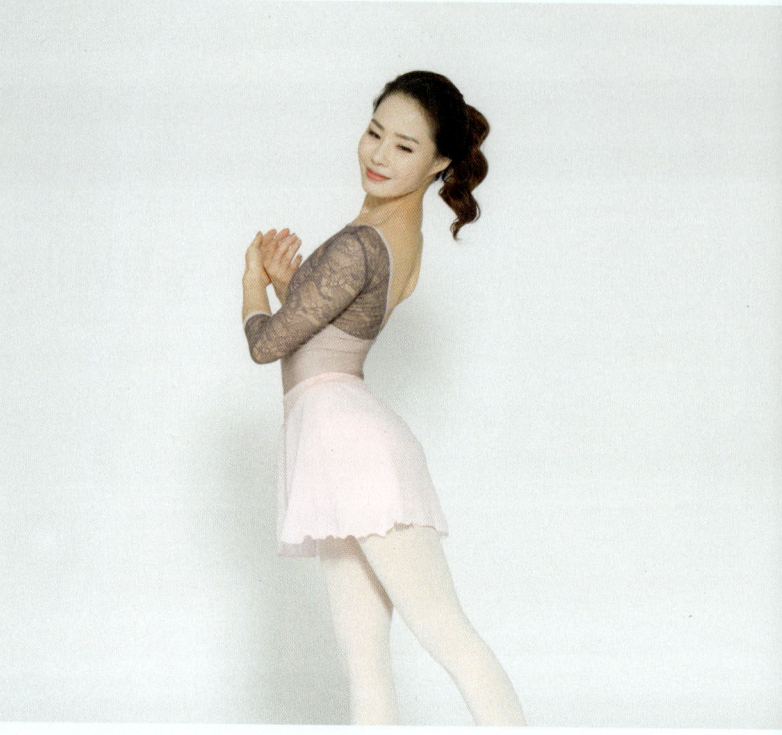

차 례

추천사 1   아름다운 몸과 건강에 지름길은 없다 • 006
          김경선(미즈메디병원 강남 | 산부인과 의사)

추천사 2   진정한 아름다움을 펼칠 당신이 여기 있습니다 • 010
          임이석(임이석 테마피부과 | 원장)

프롤로그   내 몸을 받아들이고 사랑해야 몸이 바뀐다 • 014

1   왜 여배우들은 발레 스트레칭에 빠지는가? • 018
2   발레 스트레칭 하기 전 기본을 알자 • 044

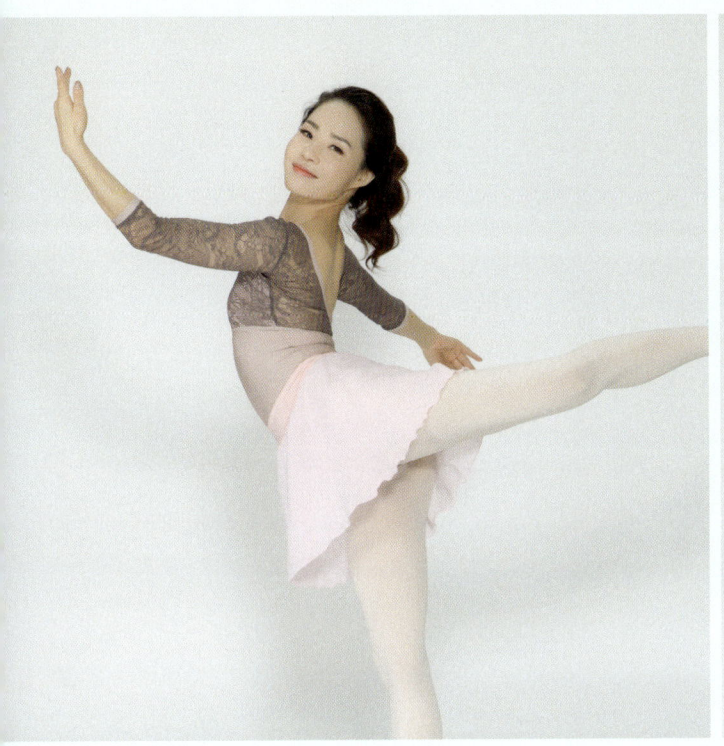
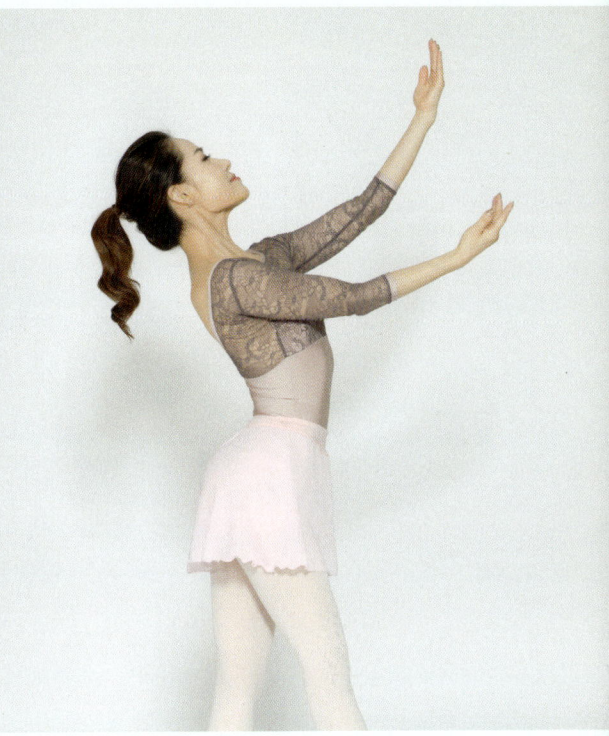

Home Ballet Stretching

3 여배우들의 바디 시크릿 따라잡기 • 052
4 아침부터 밤까지 여배우 온몸 스트레칭 • 098
5 죽었다 깨어나도 이것만은 하고 자자 • 124
6 여배우 홈 발레 풀코스 스트레칭 • 148
7 여배우 홈 발레 스트레칭 후 생활 습관 • 184

에필로그 정말 아름다운 몸을 갖는다는 건 • 193

추천사

아름다운 몸과 건강에
지름길은 없다

김경선 (미즈메디병원 강남 | 산부인과 의사)

　십수 년이 지나도 다이어트 열풍은 식을 줄 모른다. 건강하기 위해서가 아니라 취업하기 위해, 더 예쁘게 보이기 위해, 결혼식을 치르기 위해, 연애를 하기 위해 등 남의 시선을 의식해서 급하게 다이어트를 하는 슬픈 현실이다. 시간에 쫓기고 남의 눈을 의식해서 과도하게 또는 잘못된 방식으로 다이어트를 할 경우 잠간은 예뻐 보일 수 있겠지만 건강에는 독이 된다. 특히 산부인과와 관련된 생리불순, 무월경, 골다공증 등 각종 여성 질환을 초래하고 심지어는 불임까지 유발할 수 있다는 사실을 기억하자.
　'젠가'라는 보드게임이 있다. 작은 나무 블록을 층층이 쌓아 하나씩 빼내는 게임이다. 이때 계산을 잘해야 탑이 무너지지 않고 중심을 잡고 설 수 있다. 나무 블록도 조금만 서두르며 빼내면 무너지는데 우리 몸은 어떻겠는가? 게임과 달리 당장 눈에 보이지 않을 뿐, 원푸드 다이어트나 식이조절을 무리하게 하면 영양 부족으로 문제가 생길 수밖에 없다.
　호르몬 이상으로 생리불순·무월경 등의 월경 이상과 성욕감퇴 등의 증상이 발생할 수 있다. 또한 지방세포는 혈중 에스트로겐 농도를 증가시키는 역할을 하는데, 체중이 갑자기 과도하게 줄면 여성 호르몬 조절 능력에 문제를 일으킬 수 있다.

호르몬 불균형은 배란 장애를 일으켜 임신을 어렵게 한다. 설령 임신에 성공했어도 유산을 초래하는 경우가 많다. 유산이 반복될 경우 자궁내막이 얇아져 수정란의 착상이 힘들어지고, 착상이 되어도 유지가 어려워진다.

취업을 잘하고, 멋진 남자친구를 사귀고, 예쁜 옷을 입기 위해 다이어트를 하면 무슨 소용일까? 건강에 심각한 문제를 만들면서까지 다이어트를 하고 싶은 사람이 있을까?

그렇다고 다이어트를 하지 말라는 것이 아니다. 과체중이나 비만의 경우 여러 대사성 질환이 발생할 수 있다. 유방암, 자궁내막암 등의 발병률이 높아질 수도 있다. 다낭성 난소증후군일 경우 심한 생리불순을 유발할 수 있다.

이런 질환들을 예방하기 위해 몸 전체 면역력을 키워야 한다. 가장 중요한 게 바로 건강한 생활 습관을 유지하는 것이다.

건강하면서 예쁜 몸을 갖고 싶은 소망이 다 이뤄질 수는 없을까? 다이어트에는 지름길이 없다. 천천히 내 식습관, 생활방식, 운동 습관, 자세 등을 하나하나 바꿔가는 수밖에 없다.

이렇게 각종 이론으로 무장한 나조차도 많은 사람들을 진료하고 수술하는 등 바쁜 일과 속에서 긴장하며 살다보니 정작 내 건강을 돌보지 못했다. 어느 날 거울을 멍하니 바라보다 깜짝 놀랐다. 살들이 힘없이 축축 늘어져 있었기 때문이다. 그때부터였다. 한영 선생님께 발레 수업을 듣게 된 것이.

숨 가쁘게 뛰는 것도 아닌데 팔꿈치 하나 펴는 것, 무릎을 똑바로 펴는 것조차도 얼마나 고통스러운 일인지 체험했다. 내 생활을 가만히 돌이켜보기도 했다. 진료실에 앉아서 환자를 보고, 오랜 시간 수술을 수없이 하는 과정에서 나쁜 자세는 일상이 되었다. 한 여성의 건강이 그 순간의 나의 집중과 선택에 달려있으니 이 긴장감은 도무지 말로 표현할 수 없다. 그만큼 어깨는 늘 뭉쳐 있고 숙인 등은 구부정한 자세로 굳어져 있었다.

다른 사람에게는 건강관리와 자세, 생활 습관의 변화를 조언하면서 막상 내 건강은 방치한 채로 살고 있었으니 모순이었다. 하지만 선생님을 만나며 달라졌다. 수업을 하면서 점점 바른 자세를 취하는 내 자신을 발견한다. 미의 관점을 떠나 건강을 위해 오늘도 열심히 선생님의 지도를 따른다.

언젠가 모든 관절들이 제대로 움직이고, 모든 근육들이 제대로 쓰이며, 균형을 잘 잡을 수 있는 날들을 꿈꾼다. 생각지도 못한 보너스도 받았다. 편안한 음악을 들으며 내 몸과 마음의 소리에 집중하다 보니 스트레스도 훨씬 덜 받고, 매일매일 감사할 일만 가득하다는 점이다.

아름다움에 지름길은 없지만 왕도는 있다.

난 그 방법으로 발레 스트레칭을 선택했고, 이것을 많은 사람들에게 추천하고 싶다.

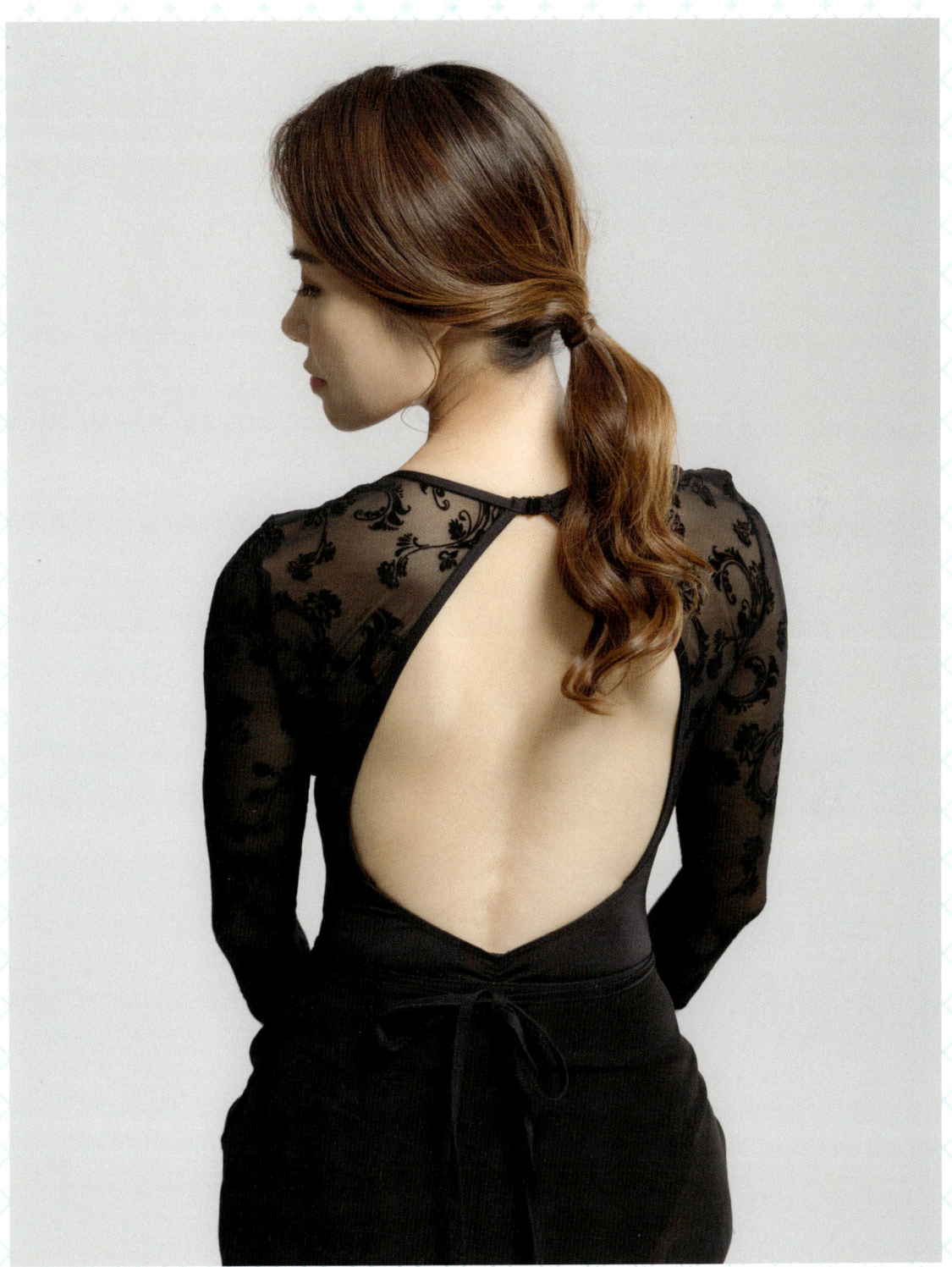

추천사

진정한 아름다움을 펼칠
당신이 여기 있습니다

임이석(임이석 테마피부과 | 원장)

병원 진료실에 찾아온 환자 중 유독 아름답고 멋있는 사람들이 있다. 또 진료를 받기 위해 찾아오는 많은 연예인들을 보면서 '어쩜 이렇게 건강하게 아름다울 수 있을까'하며 신기했던 적이 많았고, 그 비결이 궁금했다.

출산 뒤 고작 두어 달 지나 병원을 찾은 한 여배우는 신기할 만큼 살이 빠진데다가 탄력 있는 아름다운 몸매였다. 연세가 지긋한 한 중년 배우는 '딱 봐도 의료시술을 받은 거 같진 않은데 비결이 뭘까?'하고 궁금할 정도로 건강하고 젊어 보이는 몸매였다. 그들의 자신감 넘치는 몸매 비결이 참 궁금했다.

피부과 의사다 보니 피부와 나이에 따른 몸의 변화에 관심이 많다. 20~30대 때는 몸의 비율이 좋지 않아도 자세만큼은 잘 갖추려고 노력했지만 중년에 접어드니 나이를 속일 수가 없다. 중년으로 접어드는 사람들을 보면 마음은 아직도 청춘인데 몸은 아저씨 몸으로 변해서 등이 구부정해지고 몸은 전반적으로 퇴행한다. 이것은 막을 수도, 피할 수도 없는 자연의 섭리다.

중년 언저리에 있는 필자도 환자들 및 다른 사람들의 시선을 의식할 수밖에 없어서 나름 노력을 하고 있다. 바쁜 일상 때문에 규칙적인 운동은 못하지만 틈틈이 복식 호흡과 스트레칭을 한다. 내가 하는 스트레칭은 그저 팔다리를 쭉쭉 펴고 뻗는 수준이지만 이런 가벼운 스트레칭을 통해 몸이 조금은 편안해지고 나아진다고 느낀다. 나이에 비해 훨씬 어려 보인다는 소리를 자주 듣고, 다른 중년 남성에 비해 몸매 또한 좋다는 소리를 많이 듣는다.

'운동을 못하니 이런 거라도 해야겠다'는 다짐은 아름답고 싶다는 자극에서 시작되었다. 아름다움에 대한 바람이 중년 남성인 내게도 있는데 여성들에게는 더욱 더 절실할 것이다. 지금 자기의 몸과 피부의 아름다움을 유지하고 발전시키기 위해 피부과를 찾아오는 많은 환자들만 봐도 충분히 알 수 있다.

예전에는 수술 없이 눈이 더 커지고, 코가 높아지고, 턱이 갸름해지는 얼굴에 대한 미적 고민을 많이들 문의했었다. 한편 요즘은 셀룰라이트나 체형, 피부 탄력 등 몸에 관한 고민이 늘었다. 이 시대가 원하는 아름다움은 단순히 예쁜 이목구비와 뽀얗고 잡티 없는 피부만이 전부가 아니다. 이러한 외모를 더 빛나게 하는 전제 조건은 건강하고 아름다운 몸매라고 생각한다.

무척 예쁘고 동안인 외모를 가졌지만 구부정한 체형이라면 상대방에게 어떤 인상을 줄까? 현실적으로 예상해보자면 '얼굴은 참 예쁜데… 몸이…', '얼굴만 예쁘네'라는 생각을 들게 할 것이다.

우리는 상대의 얼굴만을 보는 것이 아니라 전체 모습을 한 눈에 담아 동시에 본다. 그렇게 보지 않으려 해도 우리의 눈 구조는 그렇게 되어있다. 이 때문에 외모에서 느끼는 아름다움은, 외모와 함께 보이는 몸매와 조화를 이뤄야 한다. 긍정적이고 자신감 있는 마인드도 갖춰져야 진정 아름답고 예쁘다고 느낄 수 있는 것이 아닐까?

피부과 전문의인 필자는, 의료시술이 자신을 가꾸는 유일한 방법은 아니라고 생각한다. 병원에 있다 보면 자신감 있는 몸매를 위한 가슴성형, 지방흡입, 종아리 보톡스 등의 의료 시술을 하기 위해 병원을 찾아오는 환자를 무수히 만난다. 자기 노력으로 관리가 어렵거나, 해보았는데 안되는 경우에는 병원을 찾아 의료의 힘으로 아름다움을 찾는 것도 방법이 될 수 있다. 하지만 건강하고 자연스러운 아름다움을 위해서는 먼저 스스로 노력하는 것이 우선이다. 더욱이 시술을 받더라도 그 후 자기 관리가 되지 않으면 원하는 만큼 예쁘고 건강한 몸을 유지·발전시킬 수 없다.

자기관리를 위해 할 수 있는 운동은 매우 다양하다. 그 중에서도 힘들지 않고 따라하기 쉬운 운동이 '홈 발레 스트레칭'이다. 하지만 나타나는 효과는 힘든 운동을 했을 때보다 몇 배 이상이라 한다. 스트레칭과 함께 근육 마디마디에 긴장과 이완을 반복하는 근력운동과 유연성 운동을 한 번에 할 수 있는 이 '발레 스트레칭'은 굽은 등, 말린 어깨, 골반비대칭, 거북목 같은 체형을 교정하고 몸매를 바로잡으면서 균형을 맞추는 효과가 탁월하다.

단기간에 급격히 식이 조절을 하거나 운동을 심하게 해서 몸의 수분이 빠지면 영양부족으로 급성 탈모가 생기거나 피부가 건조해질 수 있다. 하지만 발레 스트레칭은 생활 속에서 자연스럽고 꾸준히 할 수 있는 운동인 만큼 피부 걱정도 덜 수 있다.

따라하기 쉬우면서도 우리 몸을 아름답게 만들어주는 운동 '홈 발레 스트레칭'에 대한 책은 자기관리를 하고 싶지만 무엇을 어떻게 해야 할지 몰라 막막했던 사람들에게 아주 이해하기 쉬운 안내서가 되어줄 것이란 확신이 든다. 이유는 책의 저자인 한영 선생님에게 있다. 오랜 시간 저자와의 인연으로 그녀와 그녀 주변의 사람들을 봐 온 필자는 그녀를 무척이나 신뢰한다. 그녀의 주변 사람을 볼 때 마다 '다들 어쩜 이리 건강하게 아름다울까'라는 생각을 한 적이 많았기 때문이다. 그런 그녀가 '홈 발레 스트레칭' 책을 집필한단 소식에 나는 열심히 응원했다. 이제 책이 나왔으니 나와 가족, 병원 식구들까지 단순 복식 호흡이나 쭉쭉 뻗기가 아니라, 이 안내서를 옆에 두고 홈 발레 스트레칭을 천천히 따라하면서 몸에 익힐 작정이다.

아름다운 몸매? 매끄럽고 탄력 있는 몸매? 거저 얻어지지 않는다. 그들은 상상할 수 없을 정도의 엄청난 노력과 인내로 그 아름다움을 얻는다. 가만히 앉아 부러워만 말고 시작하자. 늦었다고 생각할 때가 정말 늦은 것이 아니다. 현재 나의 몸에 한탄만 하는 이 순간에도 균형이 무너지고 있을지도 모른다.

이 책은 쉬운 방법으로 아름다운 몸매를 만들 수 있는 방법을 독자들에게 알려준다. '홈 발레'라는 단어가 생소한 필자도 쉽게 따라할 수 있을 만큼 그 방법을 쉽게 풀어놓았다. 힘들고 어려운 방법이 아니라 평소 일상생활에서 하기 쉬운 운동으로, 많은 독자들이 한영 선생님의 책을 통해 예쁘고 건강한 몸매를 찾아 진정한 자신감을 느꼈으면 좋겠다.

'아름다움과 건강을 지킬 수 있을 때 진정한 행복을 느낄 수 있다는 것'을 잊지 말자.

프롤로그

내 몸을 받아들이고 사랑해야 몸이 바뀐다

나는 축복받고 태어난 사람이다. 부모님께선 재능을 찾아주시려고 내가 어릴 때부터 기회를 참 많이 주셨다. 하지만 피아노나 그림, 운동, 책을 가까이 하다가도 쉽게 지루해했고, 학원에 가기 싫어져서 친구네 집에서 놀다가 엄마한테 혼난 기억도 있다. 난 특별하게 잘하는 것도, 좋아하는 것도 없는 아이라고 생각했다. 다행히 부모님께서 날 포기하지 않으셨고 어린이 무용 교습소에 데리고 가셨다. 신의 한수였다. 난 세상에 이렇게 재미있는 시간이 있다는 것이 놀라웠다. 집에 와도 무용할 시간이 기다려졌다. 오래 해도 지겹지 않고, 하루종일 머릿속에 온통 무용 생각뿐이었다. 그렇게 난 다른 꿈들이 자리를 잡을 틈도 없이 무용가를 꿈꾸었고, 아름다운 발레복을 입고 세계를 사뿐사뿐 날아다닐 상상을 하며 즐거워했다.

그렇게 난 쉽게 꿈을 찾았다. 남들처럼 무엇을 잘 할 수 있을까 고민도 하지 않고, 불확실한 미래에 불안해하지도 않는 소녀 시절을 보낸 행복한 사람인데 그때는 그것이 축복이고 행복이란 걸 왜 그리 몰랐을까?

어렸을 때 나의 전부였고 최고의 시간이었던 무용 시간. 부모님이 최고라고 치켜세워주시고 여기저기서 상을 받으니 내가 무용을 잘한다고 생각했고 당연히 무용가가 될 줄 알았다. 무용 실력만 키워서 끊임없이 노력하면 다 이루어질 거라고 생각했다. 그렇게 믿고 최선을 다했다.

막상 무용 전공자가 되겠다고 마음먹은 순간 엄청난 혼란이 찾아왔다. 열심히 해도 안된다고 자꾸 마음 속에서 누군가 내게 속삭였다. 경쟁자 누구는 팔이 가늘면서도 길고, 다른 친구는 작은 얼굴에 이목구비가 또렷해서 인형같이 예쁘다고 자꾸 비교하게 되었다.

내 팔다리는 왜 이렇게 짧고 얼굴은 달덩이 같은지. 거울에 비춰 춤추는 내 모습을 보면서 아름답기는커녕 둔탁해보이고 단점만 도드라져 보여서 거울 보기도 싫어졌다. 타고난 몸매가 이렇다보니 아무리 노력해도 한계가 있는 것 같았다. 세계적인 발레리나가 되긴 틀린 것 같아 좌절했다. 슬퍼질 때마다 부모님을 원망했다. 부모님 키가 5센티미터만 컸어도 내 키가 그만큼 컸을 것이고, 엄마 얼굴이 조금 더 작았으면 내 얼굴도 그만큼 작았을 것이란 생각이 들었다. 안 좋은 점만 물려줘놓고 왜 무용하는 것을 안 말렸냐고 따지고 싶었다. 지금 생각하면 참 부끄럽다. 내가 못 가진 것 보다 가진 게 많은데, 물려받은 건강과 이만큼의 체형도 큰 장점인데 왜 그때는 그렇게 고마워할 줄 몰랐는지. 사춘기 홍역을 너무 톡톡히 치른 기분이다. 청소년기부터 내 자신을 사랑할 줄 모르다보니 최근 몇 년 전까지도 난 내 몸이 예쁘다는 생각을 안했다. 발레할 때는 그저 뼈와 살이 붙을 만큼 삐쩍 마르는 게 최고라고 생각하고 살았다.

세계적인 발레리나가 되지 못한 것은 당연한 일이었다. 내가 타고난 체형이 나빠서도 아니고, 얼굴이 바비인형처럼 생기지 않은 것 때문도 아니었다. 난 나를 진정으로 사랑하는 법을 몰랐기 때문에 내가 가진 장점을 최고로 발휘할 수 없었던 것이다.

성인발레를 가르치고부터 생각이 바뀌었다. 마른 몸보다 나한테 맞는 비율을 찾는 것이 중요하고 타고난 몸이 전부가 아니란 것을 알게 됐다. 목이 길지 않은 것이 늘 콤플렉스였는데 목 스트레칭으로 목을 쭉 뽑고 어깨선을 만드니 회원들이 "선생님, 목이 어쩜 이렇게 길어요?"라고 말한다. 한참 웃었다. 목이 긴 게 아니라 목이 길어 보이는 법을 알기에 그렇게 보이는 것이다.

팔도 마찬가지다. 전공할 때 팔이 짧고 손도 작아 선생님이 계속 "팔을 뽑아 쓰라"고 지적하셨는데, 말만 하셨지 그 방법은 가르쳐주지 않았다. 내가 운동하고 스트레칭으로 알게 되면서 직접 알게 된 것들을 내가 어렸을 때 알았으면 얼마나 좋았을까 생각한다. 그래서 나는 학생들이 체형을 교정하러 오면 온몸의 근육들을 쭉쭉 늘리는 법을 알려준다. 원리를 알기 때문이다.

다리 콤플렉스가 겉보기에는 다 비슷해 보여도 증세는 각기 다르다. 다리가 짧고, 두껍고, 종아리가 굵고, 오자 다리나 안짱 다리, 팔자 걸음 등등. 개인별로 문제가 다양하다.

하지만 절대 실망하지 말자. 뼈대가 굵다면 최대한 다리살을 빼고 뼈를 느끼면서 다리선을 만드는 스트레칭을 해야한다. 절대 근육을 많이 쓰면 안 된다. 다리가 짧은 사람은 다리 자체를 늘릴 수는 없지만 힙업을 시키고 허리선을 만들어 내가 가진 다리를 더 돋보이게 할 수 있다. 그러면 다리가 짧아 보이지 않는다.

종아리가 굵다면 산을 오른다거나 많이 걷는 걸 권장하지 않는다. 다리가 더 굵어지기 때문이다. 최대한 발목을 가늘게 만드는 게 포인트다. 안짱다리는 종아리 근육이 바깥으로 발달되어 다리 모양이 변형된 것으로, 안근육을 기르면 교정할 수 있다. 이렇게 우리 몸 전체를 교정하면서 새롭게 만들 수 있다. 장점을 살리고 단점을 교정한다면 누구든 새로운 몸으로 변할 수 있다.

나의 가장 아름다운 날은 바로 오늘이라고 믿는다. 어제는 지나갔고, 내일은 아직 오지 않았으니까 말이다. 오늘을 가장 아름답게 살려고 노력하는 당신, 참 예쁘다.

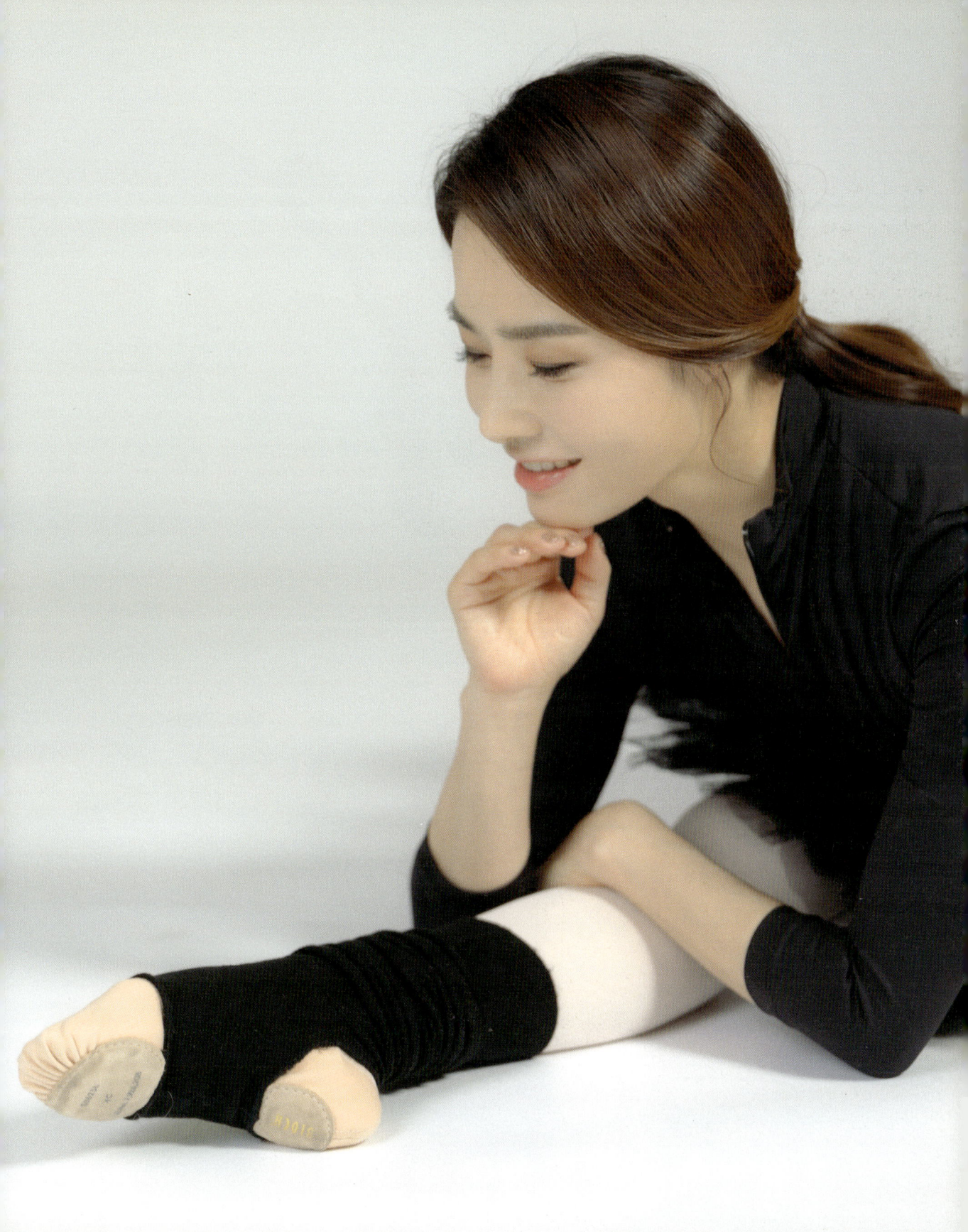

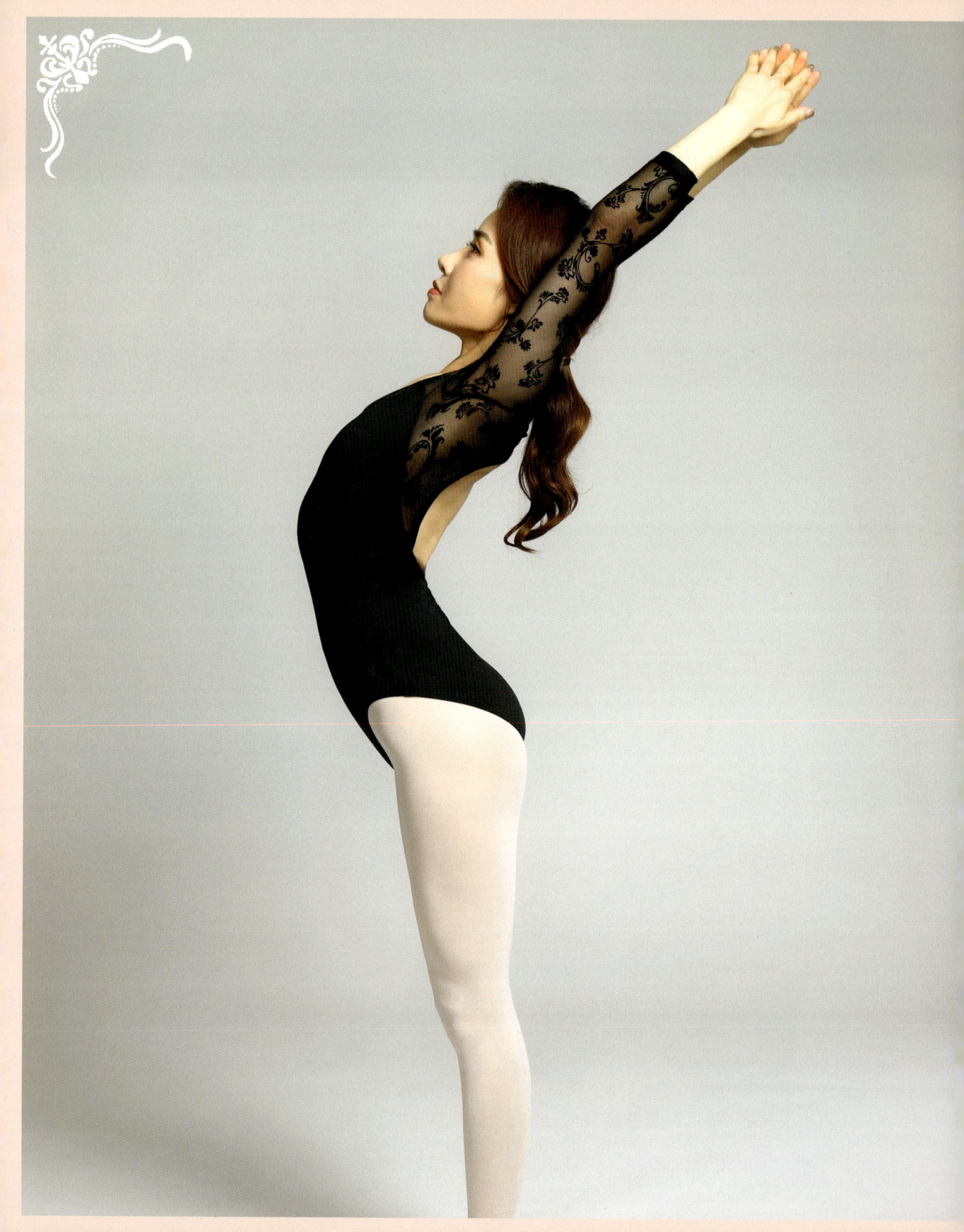

1

왜 여배우들은
발레 스트레칭에
빠지는가?

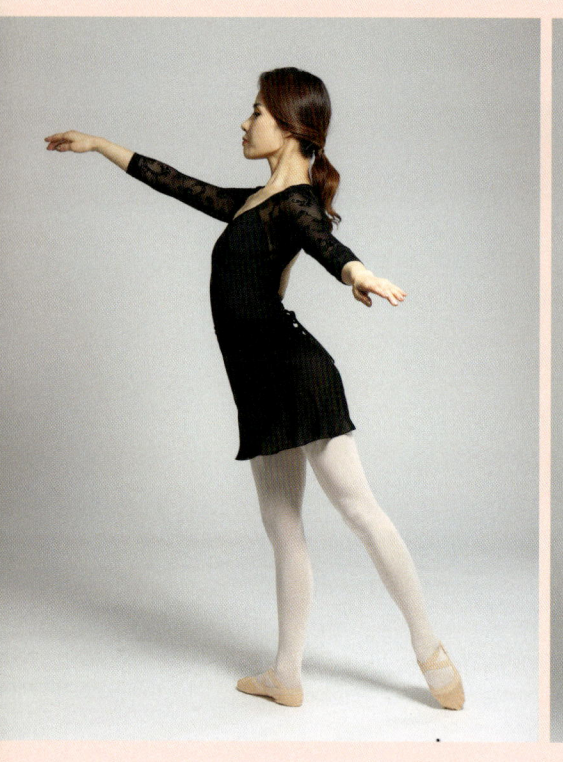
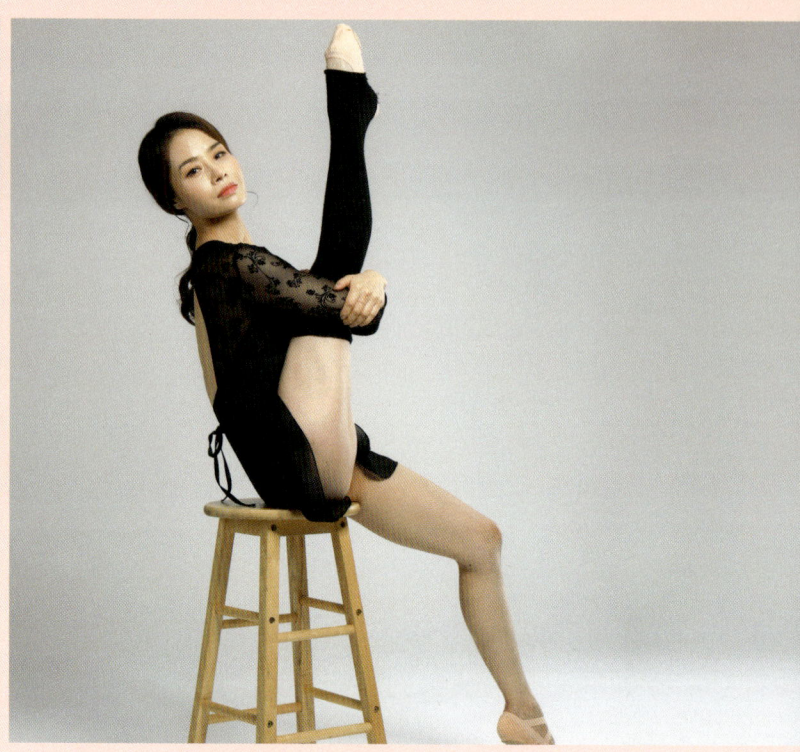

Home Ballet Stretching

당신도 배우면
저렇게 꼿꼿한 자세를
취할 수 있다.
당신이 포기하지
않으면 아름다운 라인을
가질 수 있다.

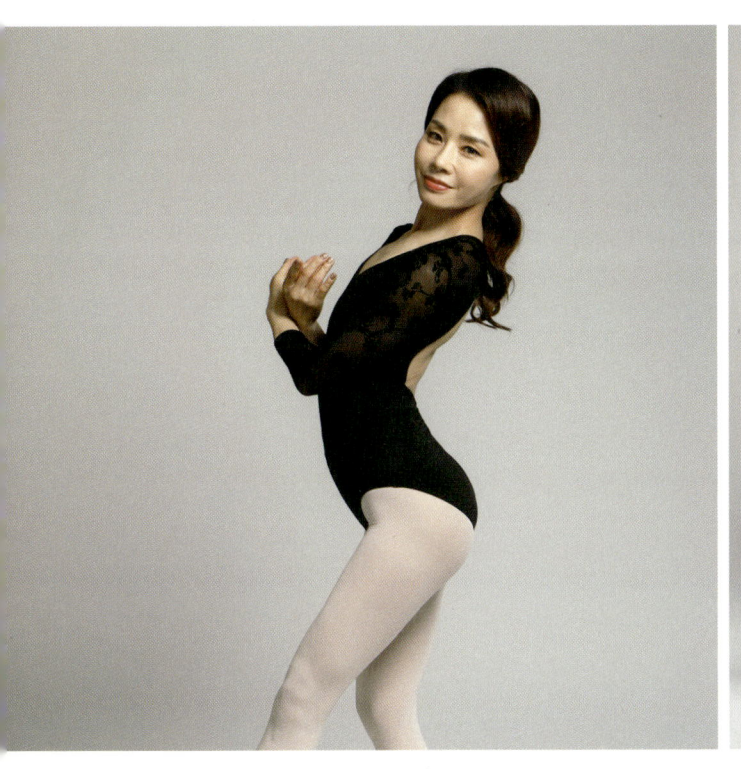
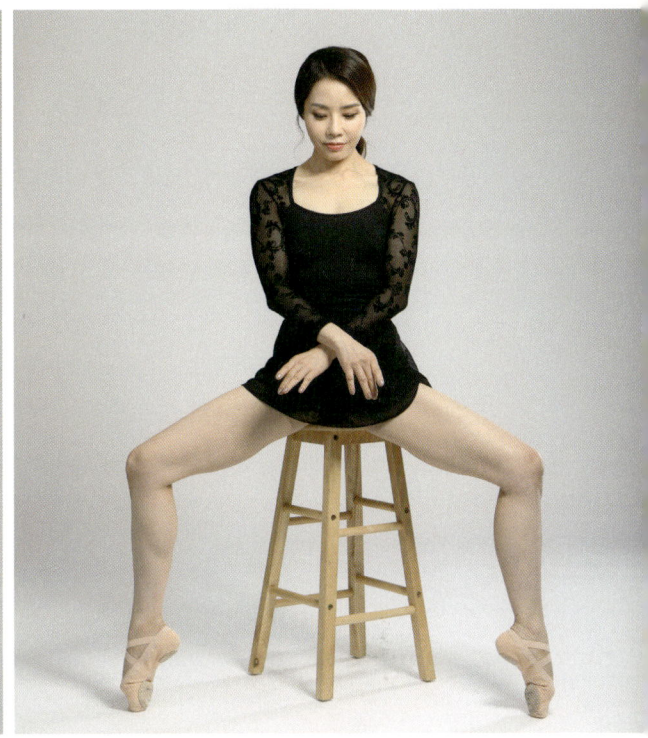

　여자라면 한 번쯤은 하늘하늘한 핑크 발레복을 입고 핑크 토슈즈를 신고 무대 위를 나비처럼 가벼운 몸짓으로 누비는 꿈을 꿔 보았을 것이다. 그 꿈속의 나는 가녀린 팔을 날개처럼 펼치고 접기를 반복하며 잘록한 허리를 자랑한다. 흔들림 없는 턴을 돌며 누구보다 우아하게 춤을 추고 있다. 그런데 영원한 꿈은 없다. 꿈에서 깨서 거울에 비친 현실의 나를 보면 어떤가? 여기저기 붙어있는 살 때문에 날기는커녕 움직임이 둔하다. 운동이라고는 숨쉬기 밖에 안 해서 온몸이 뻣뻣해 한 바퀴도 제대로 못 돌고 쓰러질 것 같지 않은가?

　그러면서 어릴 때 발레를 가르쳐주지 않은 부모님을 탓할 것이다. 내 몸매가 안 예쁜 것은 부모님 탓이고, 배웠으면 누구보다 예쁘고 우아한 자세를 갖췄을 것이라고.

　이런 생각을 하면서도 지금 발레 배우기를 망설이는 이유는 무엇일까?

　상상 속에 있는 발레리나는 발끝으로 서서 끊임없이 회전해야 하고 다리는 번쩍번쩍 치켜 올려야 한다. 공이 튀듯 가볍게 온 무대를 쉴 새 없이 뛰어다니며 하늘로 날아갈 듯 가볍게 온갖 테크닉을 구사하는 발레. 특별한 스킬이 필요한 예술이라는 생각이 넘지 못할 벽처럼 자리 잡는다.

무엇보다 세상에 맛있는 게 얼마나 많은가. 제대로 먹지 못하고 삐쩍 말라야한다는 두려움 때문에 이미 늦었다고 "아이고~ 나는 못해! 안 해!" 고개를 절레절레 흔들며 입으로 "노노"를 외친다.

그렇게 말하면서도 내심 발레리나의 몸을 부러워한다. 세상에 공짜는 없다.

하지만 지금 당신이 생각한 것처럼 발레는 어렵지 않다.

당신도 배우면 저렇게 꼿꼿한 자세를 취할 수 있다.

당신이 포기하지 않으면 긴 목선을 가질 수 있다.

영원히 다른 사람 이야기인 줄 알았던 가느다란 팔과 쭉 뻗은 다리를 가질 수 있다.

당신이 전공이나 직업을 바꿔서 프로 발레리나가 될 것이 아니라 그저 아름답고 당당한 몸을 원한다면 지금 당장 시작할 수 있다.

당신의 몸은 원석이다. 당신이 꺼내서 갈고 닦아야 다이아몬드가 될 수 있다. 부모님을 탓할 일이 아니다.

누구나 예뻐지고 싶고, 아름다워지고 싶은 욕망이 있는데 정작 아름다워질 용기가 없을 뿐이다.

최근 많은 유명인들이 발레로 몸매를 다듬고 교정하며 과거보다 발레가 대중화되었다. 취미발레, 발레핏, 교정발레 등등 이름도 다양하다. 정통 클래식처럼 예술로만 여겨지지 않고 누구나 할 수 있는 운동으로 다가가고 있다. 휴대폰이나 컴퓨터로 검색만 하면 언제 어디서나 누구든 쉽게 배울 수 있다.

그러니까 내 몸은 이미 돌아올 수 없는 강을 건넜다고 포기하지도, 변명하지도 말자.

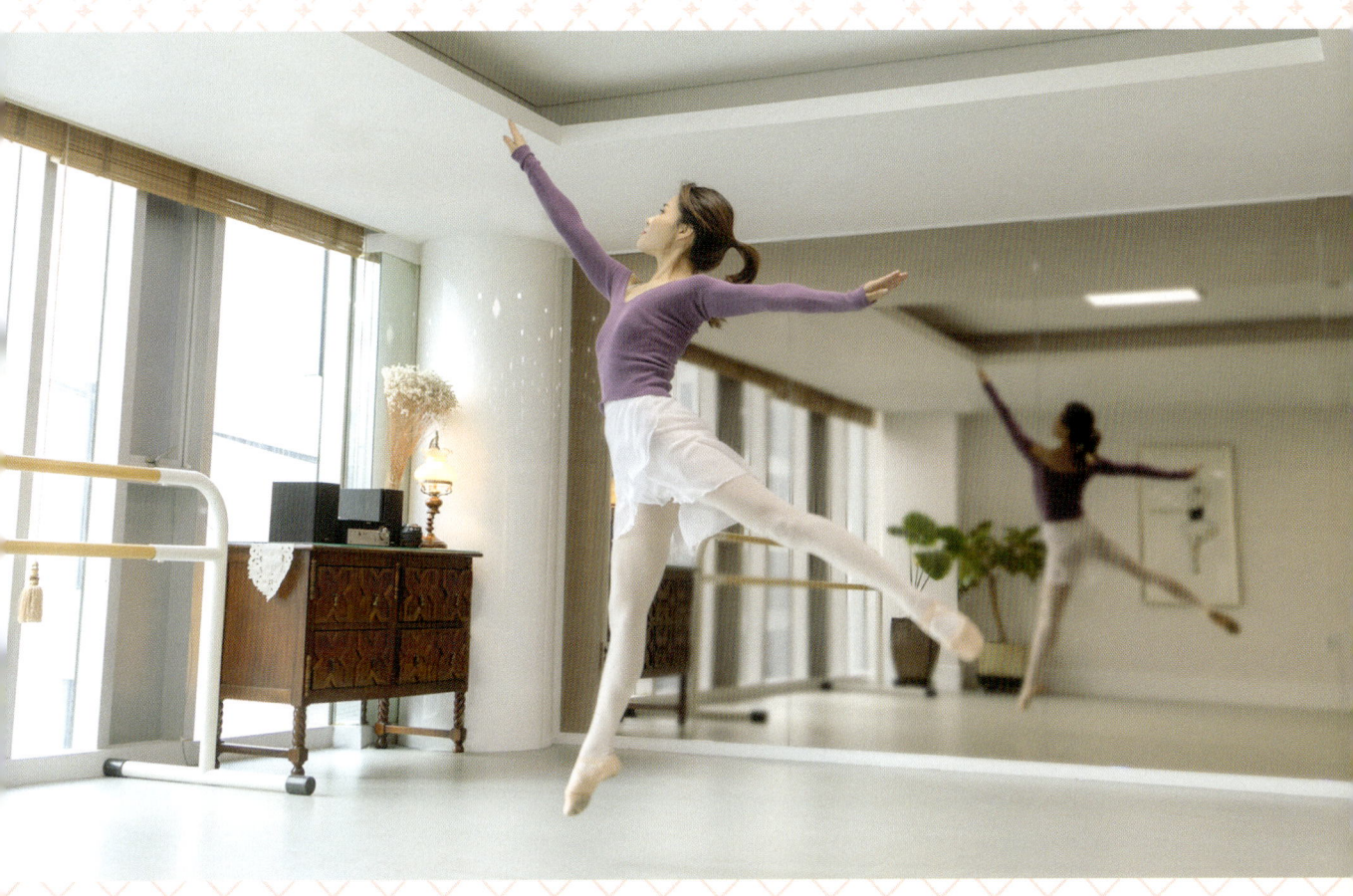

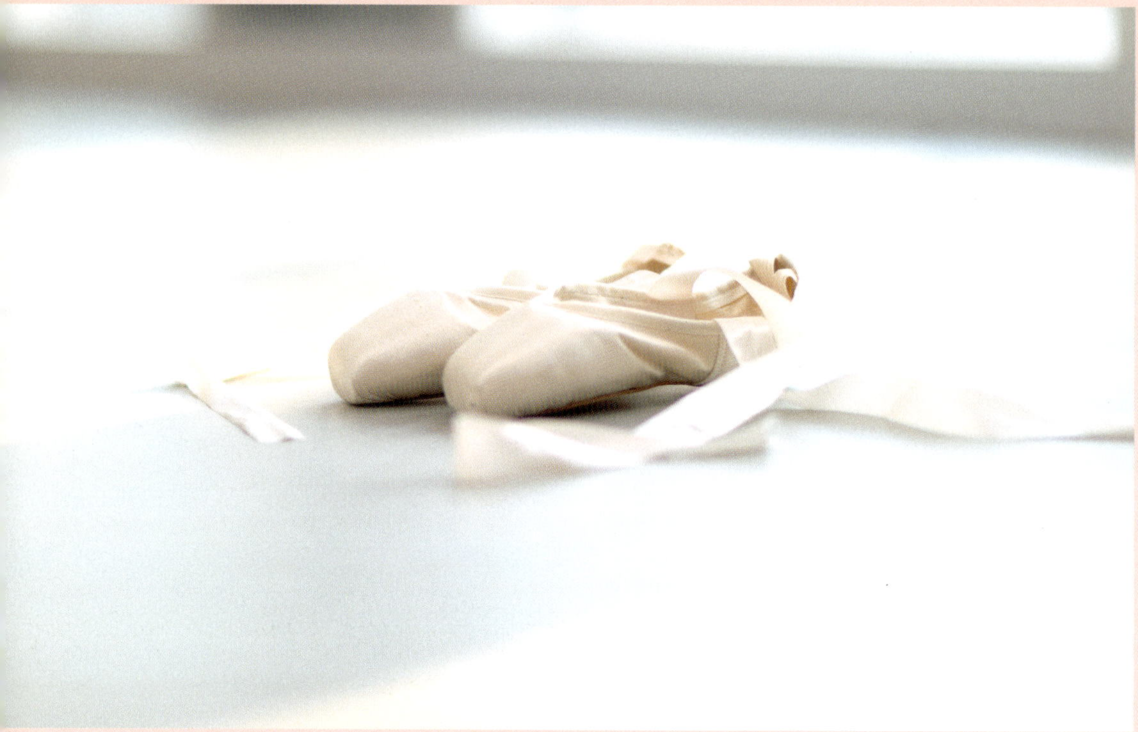

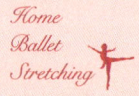
Home Ballet Stretching

전문 발레와 발레 스트레칭은
무엇이 다를까?

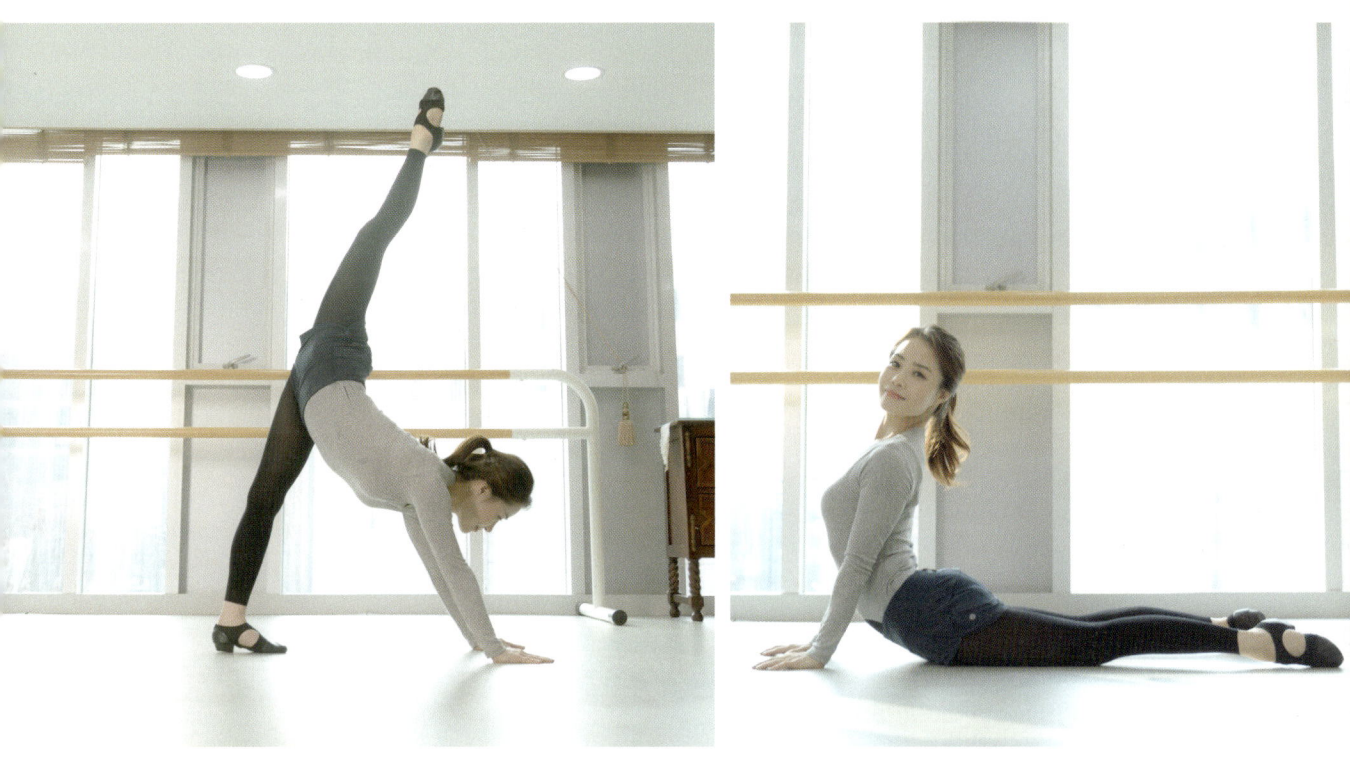

발레가 예술성을 강조한 테크닉에 가깝다면 발레 스트레칭은 발레리나나 발레리노들이 본격적으로 테크닉을 연마하기 전에 하는 준비 운동에 가깝다. 부상을 막고 동작 하나하나를 완벽하게 구사하기 위해 관절을 부드럽게 풀어주고 복부에 힘을 기르며 근육을 최대한 늘려 내 몸을 잔잔하게 깨운다.

흔히 스트레칭이라 하면 쭉쭉 늘리고 뻗는 것을 떠올리는데 사실 스트레칭의 범위와 쓰임이 광범위해 한 마디로 정의하기가 쉽지 않다.

지금까지는 운동 전후 근육을 풀어주기 위해서, 혹은 운동을 통해 근육에 분비되는 피로물질인 젖산 생성을 막고, 몸의 신진대사를 활발하게 하기 위해 스트레칭을 준비 운동과 마무리 운동으로 많이 했다.

하지만 내 몸에 맞게 잘 짠 스트레칭은 다른 운동보다 무리되지 않으면서 개운하고 부드럽게 할 수 있는 운동이 될 수 있다.

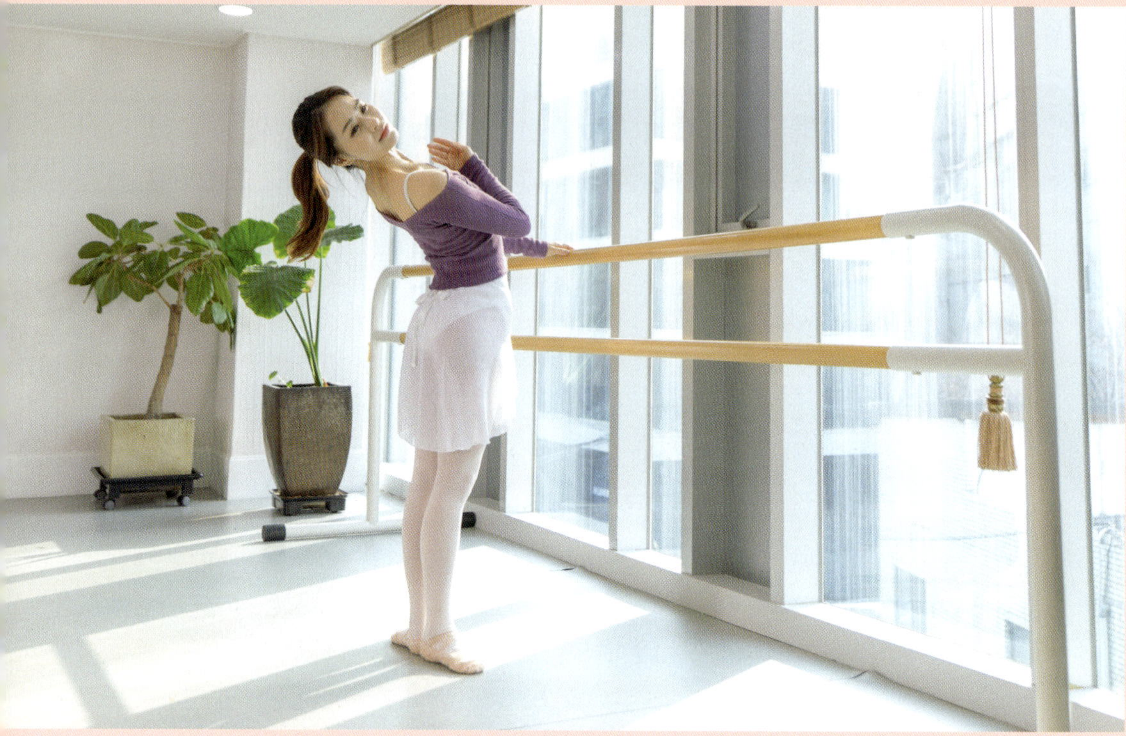

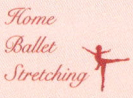

Home Ballet Stretching

발레 스트레칭이 언제 시작되었을까?

'발레 스트레칭'이란 용어 자체를 전공생이나 배우는 학생들은 사용하지 않는다. 그냥 '몸을 푼다'고 표현하거나 아님 '스트레칭'이라고만 하는데 발레 스트레칭이란 단어는 나와 함께 배운 여배우분들이 함께 만든 신조어라고 볼 수 있다. 이 용어의 기원은 배우 명세빈을 가르칠 때로 거슬러 올라간다. 그녀는 10년 전쯤 마르고 근육 하나 없는 몸으로 나를 찾아왔다. 발레 동작을 배우며 몸매 교정도 하고 싶다고 했다.

그 시절에는 발레를 배우는 성인이 드물었다. 주로 학생과 어린이 중심으로 가르쳤기에 성인을 가르치는 것은 처음이었다. 나는 간단한 스트레칭 후 발레 동작들을 가르쳤다.

그런데 날이 갈수록 의문이 들었다. 배우들은 효과가 바로바로 나타나길 바란다. 그런데 전공자도 아닌 그녀에게 이렇게 정식 동작을 집중적으로 가르치는 것은 당장의 효과를 얻을 수 없기에 의미 없다는 생각이 든 것이다. 그때부터 나만의 스트레칭 방법을 응용해서 그녀에게 가르쳤다. 그러자 정말 신기하게도 그녀의 몸이 변하기 시작했다.

구부정한 어깨가 펴지고 다리선이 달라지고, 잔근육이 생기면서 전체적인 몸의 선이 바로잡혔다. 이러한 변화를 명세빈 스타일리스트가 알아보았고, 발레 스트레칭을 배우 최지우에게 소개해주었다. 효과를 본 최지우 역시 너무 좋아하면서 배우 유호정에게 직접 발레 스트레칭을 소개해주었다.

스트레칭만으로 몸이 변할 수 있다는 것에 나도 놀랐다. 그때부터 그녀들이 방송이나 잡지 등 각종 매체에서 몸매의 비결로 '발레 스트레칭'을 꼽으며 발레 스트레칭이라는 말이 세상에 나왔다.

이후 엄지원, 한혜진 등 여러 배우들이 하나같이 발레 스트레칭을 배운다고 말하며 자연스레 홍보가 되었고 새로운 트렌드로 자리 잡았다.

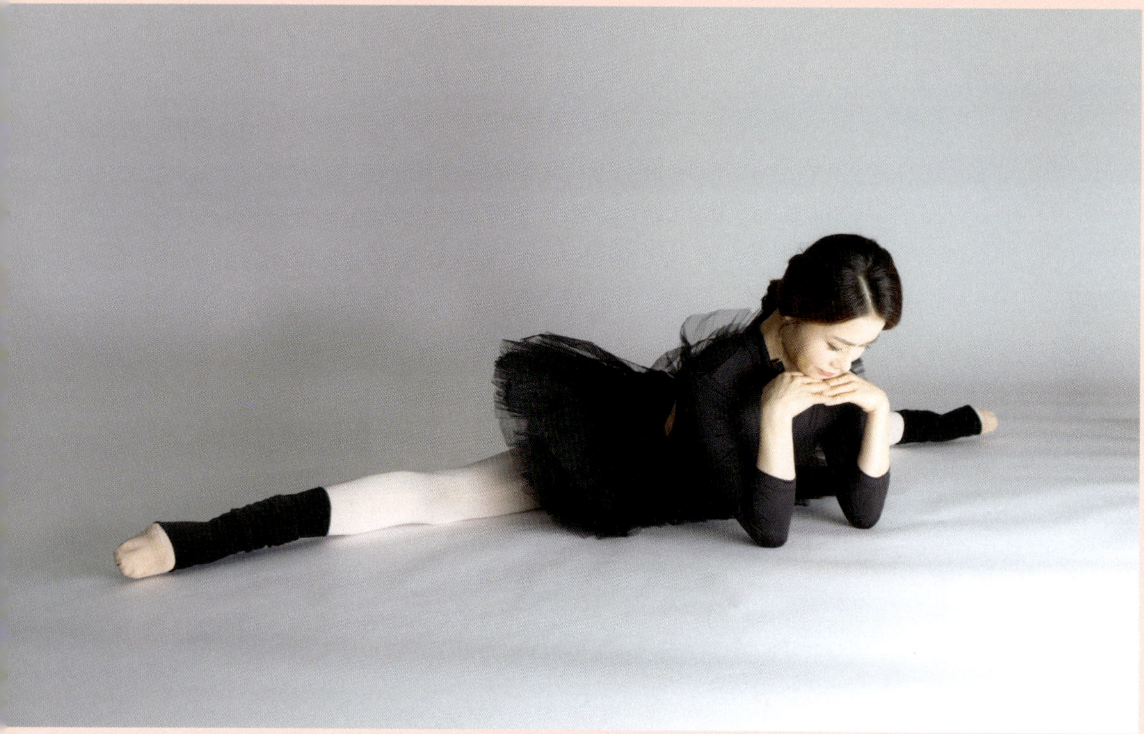

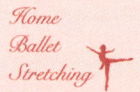

Home Ballet Stretching

발레 스트레칭만의
좋은 점

발레 스트레칭이 언뜻 보기에는 요가나 일반 스트레칭에서 접하는 동작과 유사하다고 생각할 수 있다. 하지만 발레 스트레칭의 가장 큰 장점과 특징이 분명히 있다. 그것은 흉곽호흡법과 몸을 위로 쭉 들어 올리는 풀업 자세에 있다.

절제된 동작으로 몸을 최대한 늘려 뻗는 것이 특징인 발레 스트레칭. '이렇게 단순한 동작만으로 운동이 될까?'하며 의심하는 눈이 많다. 또한 '우리 몸의 선을 바꿔주고 예쁘게 만들어 주는 운동은 많은데 왜 유독 여배우들이 발레 스트레칭으로 자세를 교정하고 아름다운 몸매를 찾고자 하는 걸까?'하고 궁금증이 생길 수 있다.

자연스러운 체형교정

많은 사람들이 운동이라 하면 힘차게 뛰고, 땀 흘리고 심장박동이 빠르게 뛰어야 제맛이라고 생각한다. 내가 즐겁고 재미있고 스트레스를 날릴 수 있다면 운동 종목은 상관없다. 그렇다고 요즘 방송이나 SNS 동영상을 통해 많이 소개되는 운동법, 홈트 등을 무작정 따라해선 안 된다. 자기 체형을 알지도 못한 채로, 정확한 동작을 모르고 따라하다간 뼈가 틀어지고, 근육이 틀어진 방향대로 만들어질 수 있기 때문이다. 근육이 과도하게 생겨 교정조차 어려워질 수도 있다. 그러므로 정확한 동작과 맞춤형 교육을 받아야 한다.

우리는 어릴 적부터 자세 지적을 수없이 받아왔다. "허리 좀 펴라", "어깨는 내리고, 목은 앞으로 빼지 말고, 똑바로 걸어라" 등등. 그런데 신기하게도 바른 자세의 표본을 본 적이 없다. 부모님이나 선생님께서 '이렇게 해야 바른 자세'라고 본보기를 보여주시지 않았다. 그들도 어디에 힘을 주고 어떻게 몸을 펴고, 어깨를 내리는지 정확하게 모르기 때문이다.

체형교정 발레로 큰 효과를 본 여배우 중 한 명이 배우 강소라다. 처음 그녀를 봤을 때 실물이 정말 예뻐서 깜짝 놀랐다. 화면이 실물을 다 담지 못하는 이유는 왜일까? 체형 때문이다. 말린 어깨와 긴 하체로 살짝 부족한 허리선 때문에 예쁜 몸이 돋보이지 않았던 것이다.

해결 방안으로 먼저 목을 정렬했다. 굽어 있는 어깨도 교정하고 허리의 축을 잡고 골반을 교정한 뒤 본격적으로 라인을 만들기 시작했다.

오직 스트레칭으로만으로 그녀의 몸이 정말 아름답게 변했다. 그녀 자신의 몸에 문제가 어디 있는지 정확히 알고 발레 스트레칭을 하며 몸매 여신으로 등극하게 된 것이다.

이젠 내 몸의 근육을 잘 알기에 어떤 운동을 해도 잘못된 자세를 취하지 않을 것이다. 이렇듯 모든 운동의 첫 번째가 체형교정이라고 생각한다.

내 몸의 축을 알고 밸런스를 찾는다

발레 스트레칭 수업을 진행하다 보면 여기저기서 이런 말들이 들린다.
"태어나서 이 근육 처음 써요"
"골반을 세우고 허리에 힘을 준다는 것이 이런 것이군요"
"아~ 여기가 허리인가요? 지금껏 잘못 알고 있었네요"

많은 사람들이 내 몸의 축이 어딘지 모르고 운동을 했고 그 축의 중요성을 모르니까 찾으려고 노력도 하지 않았던 것이다.

나는 직업이 배우인 수강생이 찾아오면 꼭 하는 말이 있다.
"몸의 비율이 가장 중요합니다. 어느 한 곳만 예뻐서 돋보이는 게 아니라 전체적인 몸의 밸런스가 맞아야 어떤 옷을 입어도 나를 빛낼 수 있어요"

그중에서도 허리는 우리 몸의 중심으로 가장 중요한 부위 중 하나다. 허리에 힘을 주지 못한다면 내 몸의 밸런스를 찾기 힘들다.

내 몸의 축을 찾고 힘을 길러야 상·하체가 정확히 나뉘어 발레 스트레칭에 묘미인 상체를 들어 올리는 느낌으로 서 있을 수 있고 하체를 가볍게 땅에 디딜

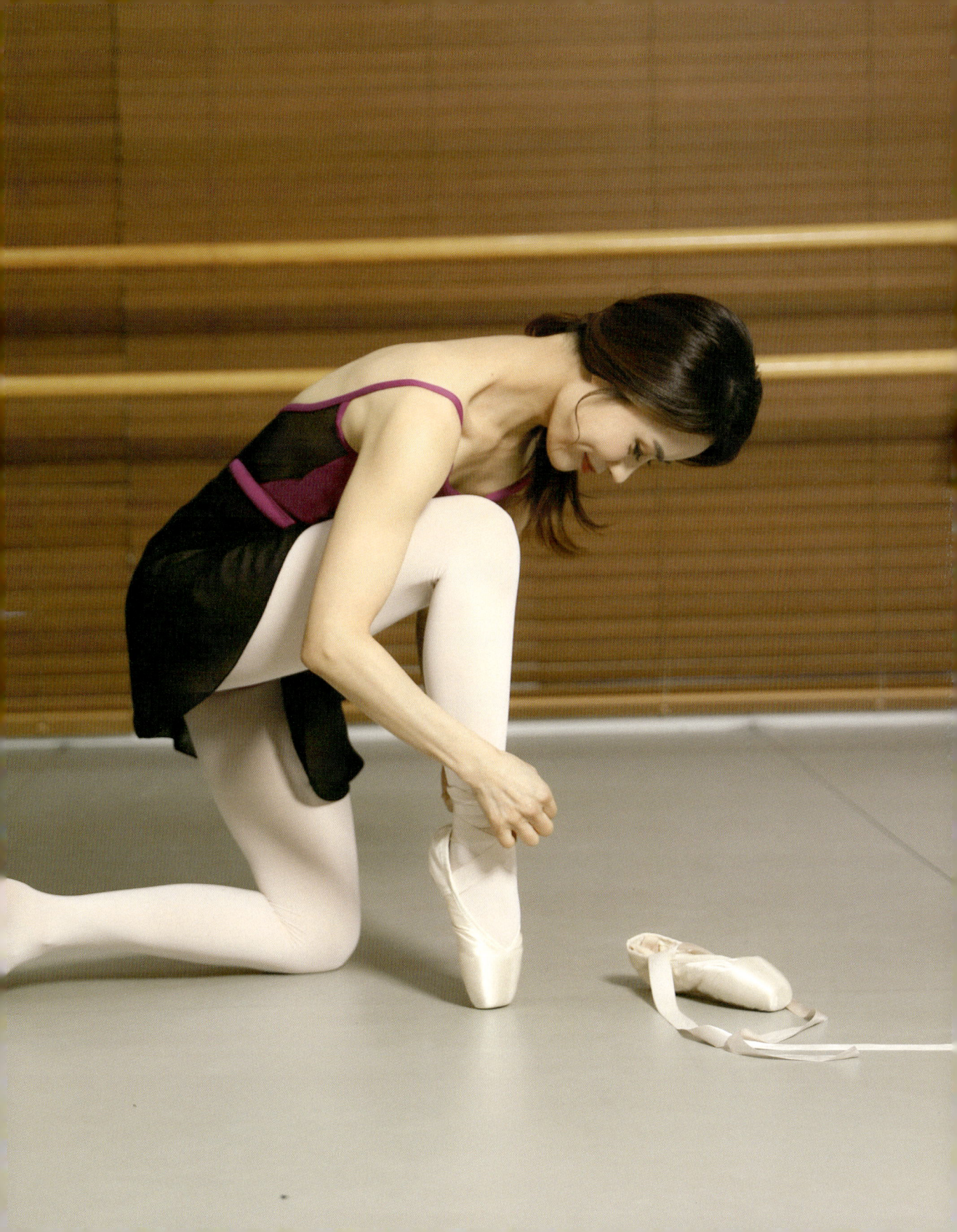

수도 있다.

그렇게 되면 내 몸의 장점은 극대화되고 단점은 집중 운동을 통해 바꿔나갈 수 있다. 이 과정에서 내 몸의 밸런스를 맞춰 비율 좋고 예쁜 몸을 만들 수 있다.

내 몸의 밸런스를 찾지 못하고 운동만 열심히 하는 분들도 언뜻 보면 건강해보이기는 한다. 하지만 몸의 비율이 맞지 많아 하체만 튼튼해 보인다든지 아님 상체가 너무 벌어져 보이는 문제가 발생할 수 있다. 딱 봐서 어느 한 곳이 도드라져 보인다면 잘 만든 몸이라고 보기 어렵다.

꼿꼿하고 반듯한 몸이 자신감을 극대화한다

발레 스트레칭은 가볍고 절제된 동작이지만 전신 근육을 쓰기 때문에 근육의 자극이 온몸에 골고루 전해져 전체적인 라인이 아름다워진다.

나는 키가 크지 않고 팔다리도 길지 않은데 처음 보는 사람들은 원래 키보다 크게 보거나 비율이 좋다고 한다.

그 비결은 수업하기 전 온몸을 늘려 허리에 힘을 느끼고 그다음 동작을 하는 연습을 해왔기 때문이다. 허리를 지지대로 쓰고 상·하체 운동을 한 덕이기도 하다. 그 다음 어깨는 내리고 양 어깨를 일자로 유지하면서 누가 위에서 잡아끌어 상체를 들어 올린다는 느낌으로 꼿꼿하게 선다.

만약 똑바로 서지 못하면 내가 170센티미터의 키를 가졌다고 해도 구부정한 자세 때문에 3~4센티미터는 줄어들고 비율도 망가져서 원래 키보다 작아 보일 것이다. 발레 스트레칭이 다른 운동보다 좋은 점은 바로 꼿꼿하게 서 있을 수 있고 비율이 좋아 보이며 키가 커 보인다는 것이다.

뮤지컬 배우 옥주현이 좋은 예다. 그녀는 공연에 들어가면 3시간 동안 연기하고 노래하면서도 지치지 않고 자세가 흐트러지지 않는다.

그녀의 공연을 볼 때마다 그녀의 동작 하나하나에 집중하며 자세를 살폈다. 그녀의 자세는 하루 이틀에 만들어진 것이 아니다. 몸에 새겨질 만큼 연습하고 또 내 것으로 만들었기에 자연스럽게 나오는 것이다.

발레리나들의 서 있는 자세나 걸어가는 모습을 보면 허리는 쫙 펴고 어깨는 가지런하고 코를 치켜세운 듯이 당당하고 자신있어 보인다. 일부러 그렇게 걸으려고 하는 것이 아니다. 자세가 몸에 배었기 때문에 그 모습이 자연스럽게 나오는 것이다. 발레 스트레칭을 열심히 연습한 여배우들도 마찬가지다. 그 이야기는 곧 당신도 발레 스트레칭을 열심히 하면 이렇게 될 수 있다는 뜻이다.

속으로 근력을 키우고 겉으로는 탄력을 채우자

많은 사람들이 발레리나들을 볼 때 다들 굶고 다니는 것처럼 군살 하나 없이 가냘프고 여리여리한 몸인데 기운이 넘치고 건강한 카리스마까지 느껴진다고 놀라워한다.

발레리나는 다른 운동선수 못지않게 기초체력도 좋고 체지방률도 10~20퍼센트로 근육량도 많다. 공연 2시간 반 동안 움직이고 뛰어도 지치지 않는 파워풀함이 여기서 나온다.

발레는 운동 기구 없이 내근력으로만 근육을 만들기 때문에 근육자체의 크기가 크지 않다. 말 그대로 맨손운동이다.

수업을 하다 보면 수강생들이 농담처럼 "맨손체조만으로 몸이 이렇게 달라지는 게 신기하다"고 말하기도 한다.

근육을 어떻게 쓰느냐에 따라 근육의 모양이 달라진다. 헬스를 하며 만든 근육은 기구를 이용하거나 많은 힘을 가하며 키워지기 때문에 근육 자체가 크고 우람해 보인다. 한편 발레로 만든 근육은 속에서부터 차올라 겉근육까지 올라오는 시점까지 시간이 좀 걸린다. 하지만 지방과 살이 빠지면서 서서히

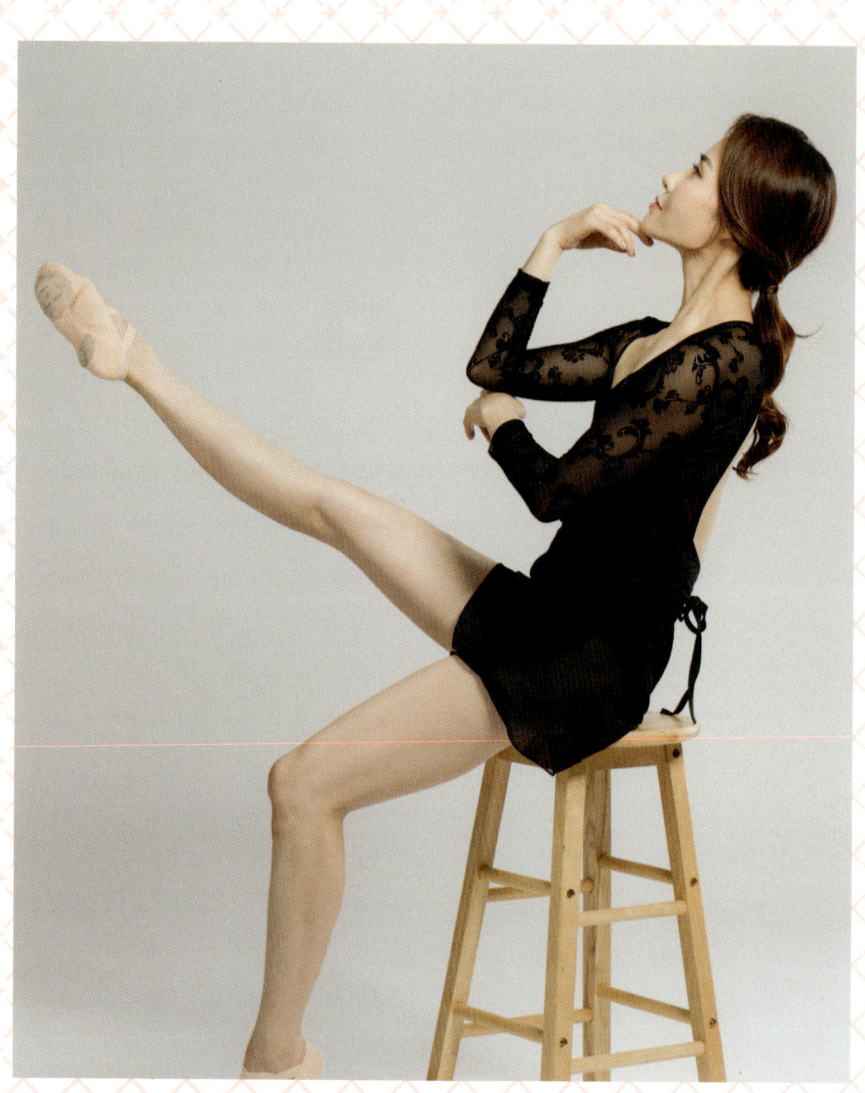

겉근육까지 올라오면 가늘고 탄탄하며 길쭉한 근육이 만들어진다.

안 쓰던 관절 하나하나를 깨우는 스트레칭을 했을 때 내 깊숙이 알 수 없었던 뿌리 근육까지 쫙 늘어나는 것을 느낄 수 있다. 이때 몸선이 섬세하게 살아 내 몸이 빈틈없이 탄력있고 살아 움직인다는 느낌을 받을 것이다.

그래서 몸무게는 줄어들지 않았는데 몸 사이즈가 줄어 윗옷 사이즈가 줄고 바지도 헐렁해졌다며 좋아하는 경우를 많이 봐왔다. 굳이 발레한다고 말하지 않아도 알 수 있는, 발레하는 사람들만의 다른 점이 분명 있다.

서 있을 때의 꼿꼿한 자세, 쫙 펼쳐져있는 어깨, 앉아 있을 때도 흐트러지지 않은 허리. 손짓 하나하나 움직임에도 리듬이 있고, 팔을 조금 들어도 우아함이 뚝뚝 떨어진다고 말한다. 내가 바닥에 떨어진 물건을 무릎을 굽히지 않고 허리를 쭉 펴 상체를 내려서 집는 모습을 보고 화들짝 놀라면서 "어머머, 발레 오래 하면 이렇게 될 수 있어요?"라고 묻는 분도 있다.

발레 스트레칭으로 속의 근력을 채웠기 때문에 가능하다. 제대로 하기만 한다면 말이다.

음악을 들으며 움직여 몸도 마음도 가장 아름답게 깨운다

음악은 참 신비한 힘을 가지고 있다. 가만히 귀를 기울이면 귓가에만 맴도는 것이 아니라 마음의 길로도 통해 우리 마음을 가다듬고 보듬어 치유한다. 이렇게 좋은 음악을 틀고 발레 스트레칭을 하면 음악의 선율에 맞춰 마음이 움직이고, 그 하나하나를 몸으로 표현하고 느낌을 전달할 수 있게 된다. 내 모든 감각과 근육 모두 부드럽게 깨어나 치유의 시간이 되는 것이다. 이보다 몸과 마음에 평안과 행복을 줄 수 있는 운동은 흔치 않다.

지루할 틈이 없다. 음악을 들으면서 근육 하나하나의 움직임을 느낄 때 몸도 마음도 충만해져 내 몸과 마음의 소리에 집중해 솔직하게 표현할 수 있다.

음악을 좋아하는 배우 이하늬는 "선생님께 몸을 맡기면 온몸이 깨어나는 기분이 들어요"라고 말한다.

동작이 바뀔 때 몸으로 음악을 고스란히 느끼려고 눈을 찬찬히 감는다. 그리고는 음악에 몸을 맡기고 팔과 발을 하나하나 옮기면서 온몸으로 선율을 느낀다.

발레가 진정 아름다운 것은 음악과 함께 하기 때문이라고 믿는다.

처음 발레 스트레칭을 접할 때 주의사항

처음 호흡과 간단한 스트레칭만 했을 뿐인데 많은 분들이 얼굴이 하얗게 변하면서 어지러움과 구토 증세를 경험한다. 그리고 평소 상태가 안 좋은 허리나 팔, 손목 관절 등의 근육을 쓰면 더 심한 어지럼증을 호소하기도 한다.

놀라지 않아도 된다. 움직이면 불편하고 쓰면 다칠 것 같은 현상은 그 근육을 전혀 쓰지 않아 내근력이 부족해서 발생하기 때문이다. 발레호흡법을 포기하지 말고 6회 정도 계속 진행하면 이 증상은 씻은 듯이 없어진다.

발레 스트레칭에는 나이가 없다

하루는 허리부터 등까지 구부정하고 걸음걸이는 너무나 조심스러운 어르신 한 분이 스튜디오에 빼꼼히 고개를 내밀고 들어오셨다.

"선생님, 제가 발레를 배워도 되겠습니까?"라고 물으시는데 그 말씀에서 간절함과 진정성이 느껴졌고 왜 배우려 하시는지 궁금하기도 했다.

"선생님! 제 나이가 일흔인데 몸을 다친 이후로는 밖에 나가기도 싫고 자신감이 떨어져서 고개를 푹 숙이고 다녔습니다. 또 다리를 다쳐 한쪽 다리에 힘

발레 스트레칭할 때 함께 하면 더욱 아름다운 발레 음악

차이코프스키: 발레 모음곡 '백조의 호수', '호두까기 인형', '잠자는 숲 속의 미녀'

조화와 화음 그리고 선율을 중시했던 그의 음악은 서유럽의 아름다운 선율과 가락을 바탕으로 추운 겨울 시베리아 벌판의 쓸쓸함과 고독함, 우수 그리고 그 추위 속에서 살아남기 위한 러시아 사람들의 강인함을 느낄 수 있는 서정적인 색깔이 짙어서 발레와 잘 맞다고 평가된다.

라벨: 볼레로

19세기 음악가인 라벨은 그 시절 유명 발레리나인 루빈슈타인의 의뢰를 받아 발레 음악을 작곡했다. 스페인 무곡에서 리듬을 편곡하고 템포를 느리게 하였다. 일관된 리듬 위에서 두 가지의 주제를 반복하는데 반복할 때 마다 악기의 수를 늘려나가서 마지막에는 3관 편성의 전 관현악으로 주제를 연주하며 클라이막스를 맞이한다.

하차투리안: 스파르타쿠스

혁명 발레의 대표작으로 소련의 인민예술가 아람 하차투리안이 음악을 만들고 유리 그리고로비치가 안무를 짜 발레 〈스파르타쿠스〉가 탄생했다. 하차투리안의 출신지인 아르메니아의 민속 음악이 이 곡의 바탕이다. 로마 지배층이 노예끼리 결투를 시키고 결국은 모두 죽게 되는 운명을 지닌 상황. 동료를 죽이게 된 스파르타쿠스는 노예이기를 더 이상 거부하고 떠나 로마 군대에 대항해 반란을 일으켜 영웅이 된다는 이야기다.

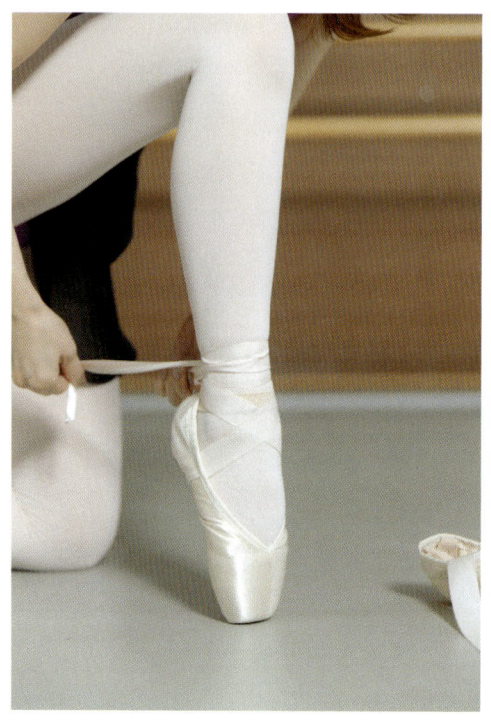

테오도라키스: 그리스인 조르바

그리스의 작곡가 미키스 테오도라키스의 발레 음악으로 1964년 제작된 〈조르바〉 영화 음악에 기초한다. 모두 2막 23개의 장면으로 이루어진다. 애잔하고 흥겨운 춤곡과 웅장한 합창, 애절한 메조소프라노의 독창이 그리스의 정서를 잘 담아내고 있다.

을 못 주니 자꾸 헛디뎌서 조심스럽게 걷고 있습니다. 걸음은 느려지고 힘도 더 떨어지니 밖에 나가기 무서워요. 그런데 이렇게 안 걷다 보면 못 걷게 될 것 같아 이것이 더 무서워서 찾아왔어요. 발레는 천천히 조금씩 움직이니 따라할 수 있지 않을까 해서 와봤는데 어렵겠죠? 이런 제가 할 수 있을까요?"

거절해도 될 만한 상황이었다. 중심을 잠깐 잃어서 넘어지시면 더 크게 다칠 수도 있어서 사고도 걱정됐다. 당신 자신도 내가 어렵다고 말하리라 생각하시는 것 같았다. 솔직히 자신 없었던 것도 사실이었다.

하지만 그분의 눈빛과 진심 담긴 한 마디 한 마디를 들으며 거절할 수가 없었다. 그 대신 "우리 욕심내지 말고 재미있게, 천천히, 조금씩 해봐요"라고 말했다.

거절당할 것이라 예상하면서도 용기 내서 오셨는데 내가 진짜 거절하면 어렵게 낸 용기가 팍 꺾여서 '이 나이에 이 몸으로 뭘 하겠냐'며 포기하고 풀썩 주저앉아 버리실 것 같았다. '그래, 한 번 해보자'고 나도 의지를 불태웠다.

그분의 표정이 활짝 피더니 "선생님! 제가 할 수 있을 만큼만 천천히 배워 보겠습니다"하며 어린 아이처럼 즐거워하셨다.

일단 발레 기본자세에 충실하고, 그분에 맞는 프로그램을 짜기 시작했다. 목을 최대한 늘리고 굽은 등을 펴기 위해 등 운동과, 척추를 펴서 허리를 곧게 세우기 위해 뼈 하나하나 무리가지 않게 맞춰드렸다. 걸음걸이도 교정하기 위해 그분께 맞는 워킹스텝을 만들었다. 1시간이 금방 갈 만큼 정말 재밌게 수업을 했다.

주 2회 수업으로 수업 없는 날에 그분은 집에서 아침에 일어나자마자 세수를 하고 정신을 차리고서 30분에서 1시간씩 기억을 더듬으며 운동하셨다. 자세가 익숙해지고 자신감이 생기고 나서는 틈만 나면 하루에도 여러 번 스트레칭과 워킹 복습을 하셨다.

그렇게 몇 개월이 지난 뒤 나조차도 놀랄만한 변화가 일어났다. 늘 부끄러워 고개를 떨구고 다니고 자신 없어 하던 분이 허리를 펴고 경쾌한 발걸음으

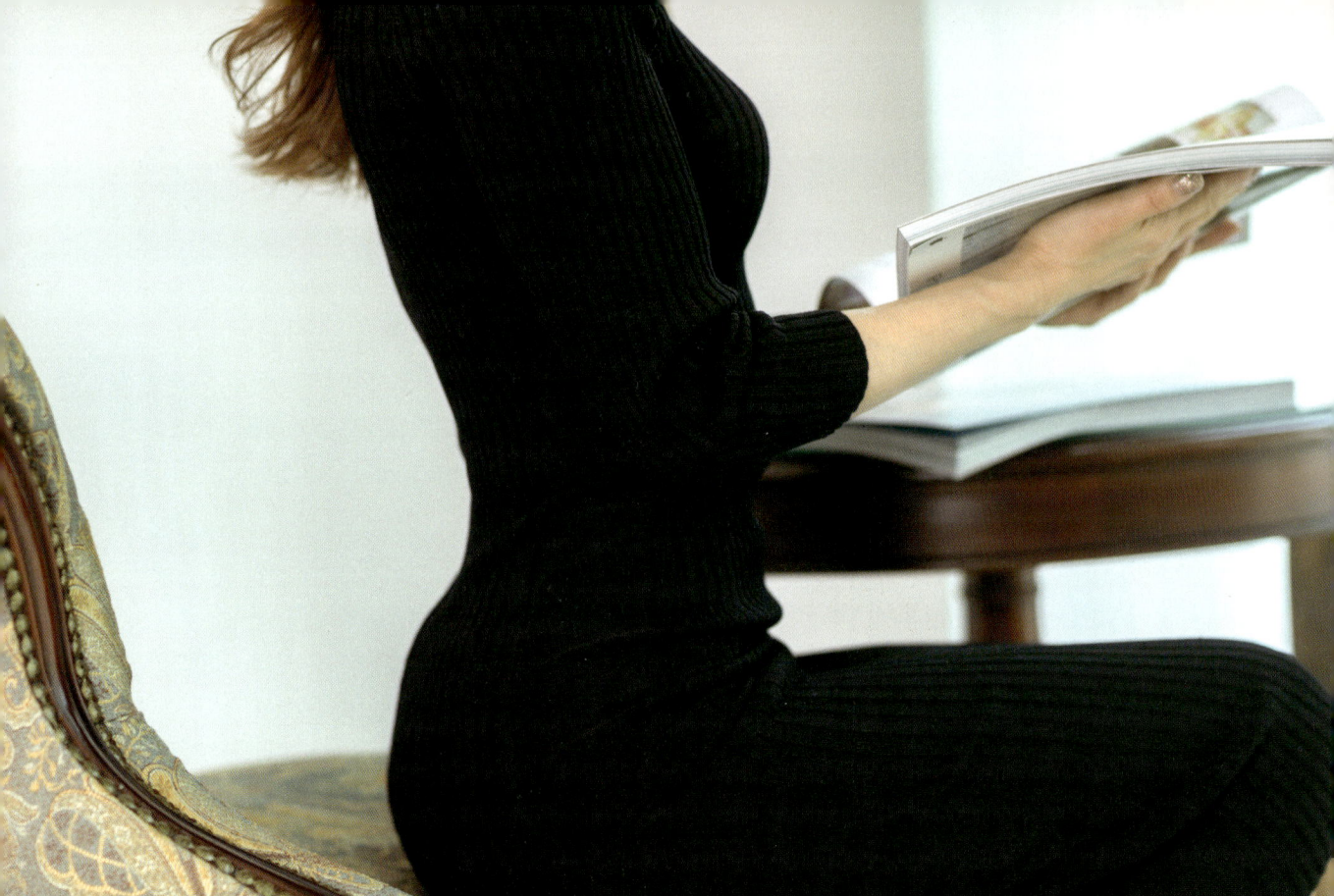

로 걷게 된 것이다. 또 온몸에 근육이 생기며 몸의 선이 다시 살아났다. 가족들도 놀랐다. 나아가 가족들에게 "허리 좀 펴고 다니라"고 잔소리하시고 친구들에게도 발레 스트레칭을 적극 홍보하셨다.

이분은 내게 발레를 배우셨고, 난 이분께 인생을 배웠다.

당당하고 자신 있는 몸은 젊은 사람들만의 특권이 아니다. 몸은 내가 포기하지 않으면 그 나이에 맞는 아름다움을 유지하고 시계 바늘이 다른 사람들 것보다 더 천천히 돌아가게 할 수도 있다. 마술이나 기적이 아니다. 100% 내 노력으로 내 몸이 반짝반짝 빛나고 흐르는 시간에 당당히 맞서는 것이다.

마음의 살도 빼고 가다듬는 발레 스트레칭

사람들이 스트레칭을 좋아하는 이유는 헬스처럼 힘으로만 하는 것이 아니고, 에어로빅처럼 바쁘게 뛰어다니는 것이 아니라 운동을 하면서 명상을 함께 할 수 있기 때문이라고 생각한다. 바쁘고 힘든 일상에서 운동을 할 때만큼은 지친 내 몸과 마음을 지치게 하고 싶지 않고 차분하게 재충전의 시간을 갖고 싶은 것이다.

발레 스트레칭이 그 장점을 가장 잘 갖고 있는 운동이 아닐까 생각한다. 아름답다는 것은 단순히 살이 빠지고 몸매가 예뻐지는 것이 아니다. 외양과 내면이 함께 가꿔져서 가만히 서 있어도 풍기는 분위기와 마음의 향기까지 아름다워지는 것이 최종의 목표가 아닐까 싶다. 나와 함께 운동하는 분들 중에서 내가 아름답다고 인정하는 두 분이 계신다.

한분은 마음이 아름답고, 다른 한분은 생각이 참 아름답다. 마음이 아름다운 분은 자기가 가지고 있는 에너지보다 더 많은 배려와 이해심으로 해야 할 일에 최선을 다한다. 늘 겸손하게 자신을 내려놓고 진심을 다해 상대를 높여주는 분이다. 이분은 한 대기업 임원의 사모님인데 그 위치를 전혀 가늠할 수 없을 만큼 만나는 사람들을 배려해 누구를 만나도 상대를 편안하게 해준다.

못하는 건 인정하고, 더 잘하려고 노력하고, 모르면 물어보고, 고마우면 진심 다해 표현하고 수업 한 시간 한 시간 정성을 다해서 가르치는 사람도 정성을 다하게 하는 분.

아름다운 마음이 몸에도 전달되어 그분이 표현하는 몸짓 하나하나가 얼마나 아름다운지. 그분을 통해 세상의 진정한 아름다움이란 것을 나 또한 배웠다.

수업 때 사람들의 몸의 근육과 뼈를 만지는 과정에서 스킨십이 자연스럽게 이루어지는데 이때 몸을 통해 가장 많이 교감하고 마음의 에너지도 교감하게 된다. 그때 수강생의 감정이나 몸의 리듬이 내 손끝으로 전해진다.

두 번째, 생각이 아름다운 분. 이분과 수업하면서 나는 다른 사람의 말을 함부로 전하면 안되고, 내가 단면만 보고 다른 사람들의 생각을 오해할 수 있다는 반성을 참 많이 하게 된다.

사람들을 많이 만나면서 이런저런 고민을 함께 나눌 때 공감하는 것이 가장 큰 미덕이라 생각해서 누군가를 함께 흉보기도 하고, 더 흥분하기도 했다. 하지만 이 분은 누군가를 나쁘게 말하지 않고 그 상대의 마음을 더 이해하려고 노력하며, 다른 입장이 있었을 수도 있다고 말해준다. 늘 내 입장이 우선이고, 나와 다르면 틀리다고 생각하기 쉬운데 다름이 틀린 것이 아니라는 것을 내게 가르쳐준 분이라 이야기를 나누며 참 많이 배운다. 시부모님과 함께 살고 남편, 세 아이까지 같이 지내며 버거운 부분도 있을텐데 항상 남들을 배려한다. 더 많이 사랑하고, 갖고 있는 것에 감사하고, 준 것 보다 받은 게 많다고 늘 행복해하는 그녀가 난 그 누구보다 아름다운 생각을 가졌다고 믿는다.

고운 생각과 마음이 있는 분들이 발레 스트레칭을 할 때는 아름다운 음악이 더해져 세계 어느 유명 무용수보다 더 진한 향기와 아름다운 몸짓을 표현해낸다.

아름다움이란 내가 날 지칭할 때 쓰는 말이 아니다. 누군가가 나를 보고 "당신 참 아름답습니다"라고 말해야 진짜 아름다운 것이라고 믿는다. 단순히 몸만 가꾸고 예쁜 옷만 입는다고 해결될 문제가 아니다. 이처럼 몸과 마음의 군살을 빼고, 욕심도 덜어내고, 가볍고 좋은 나만의 향기를 가져야 한다.

나는 정말 아름다운 사람들을 많이 만날 수 있는 이 직업이 천직이라 믿는다. 이분들과 오래오래 함께 하고 싶다.

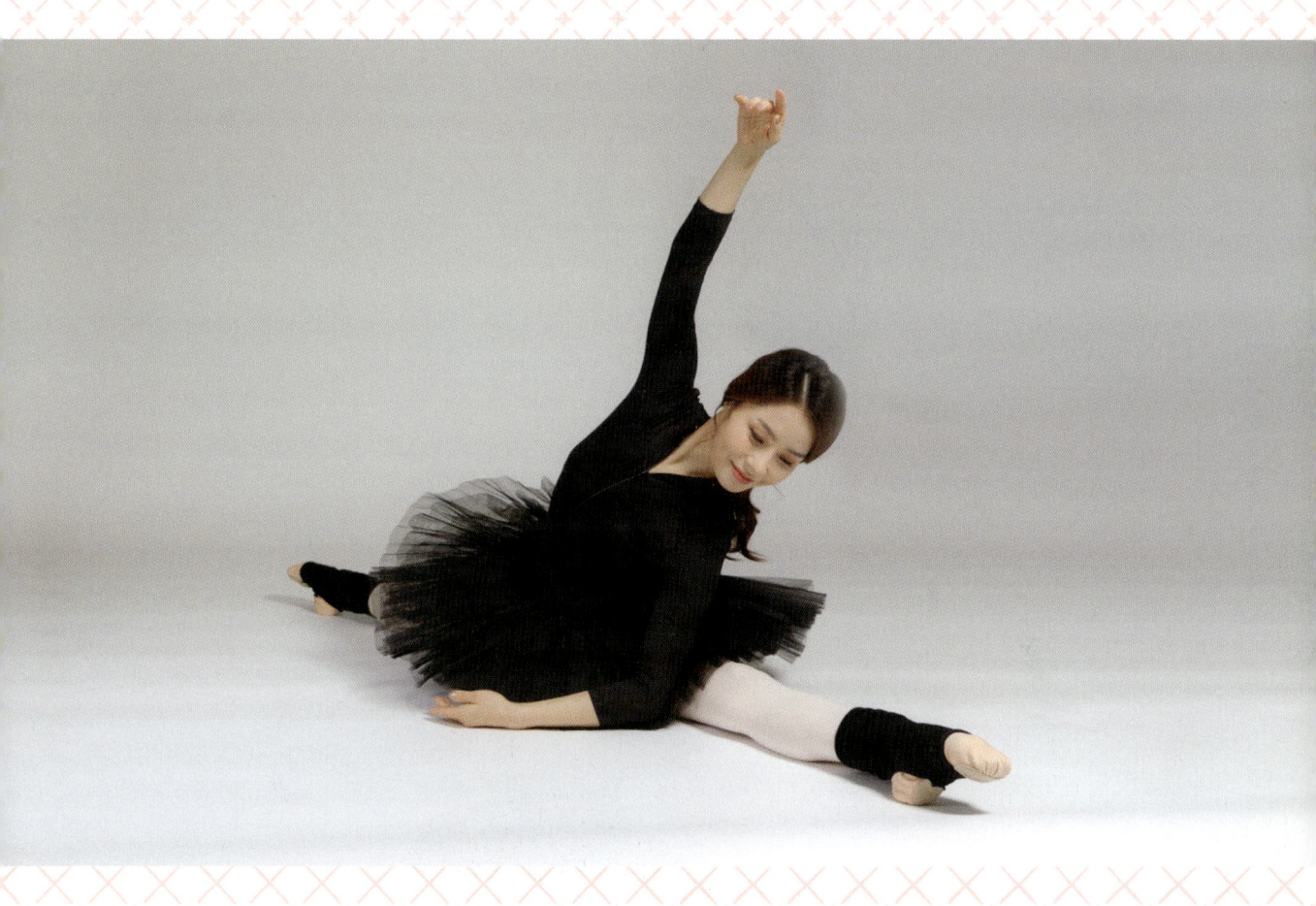

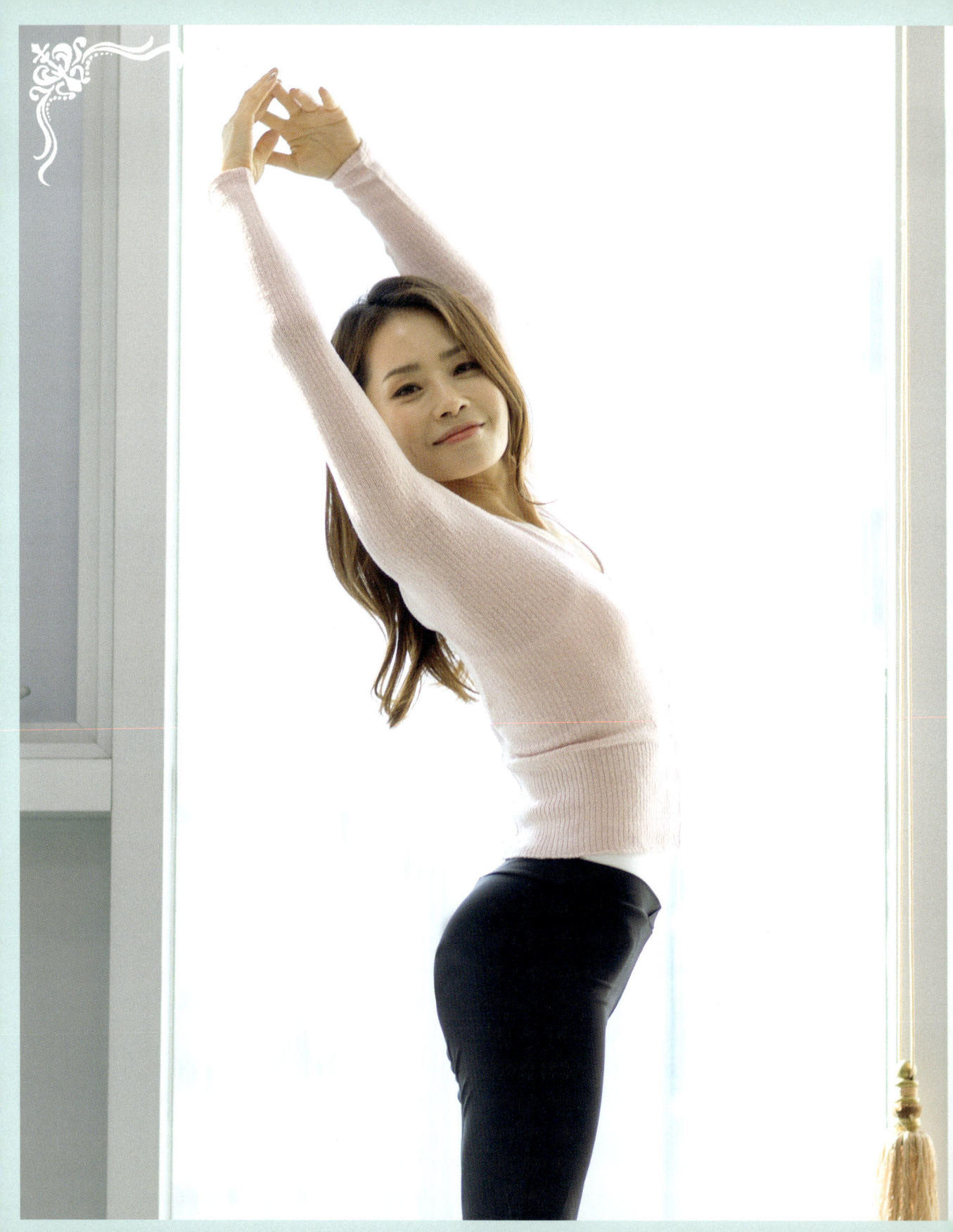

2

발레 스트레칭 하기 전 기본을 알자

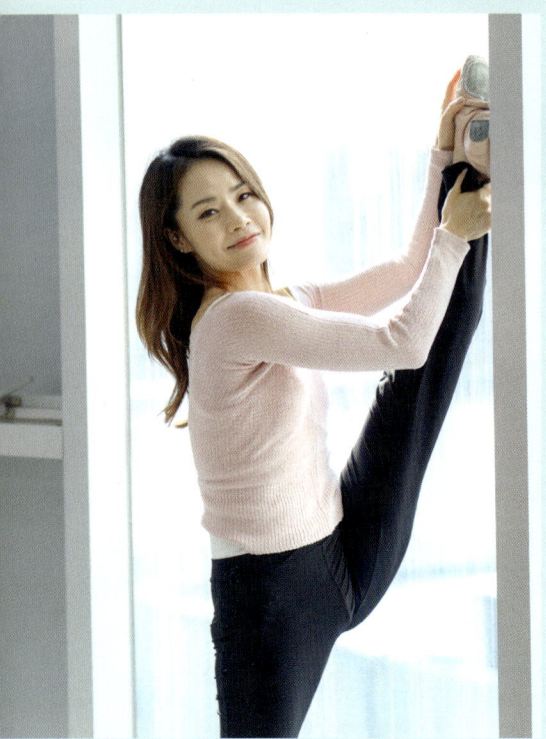
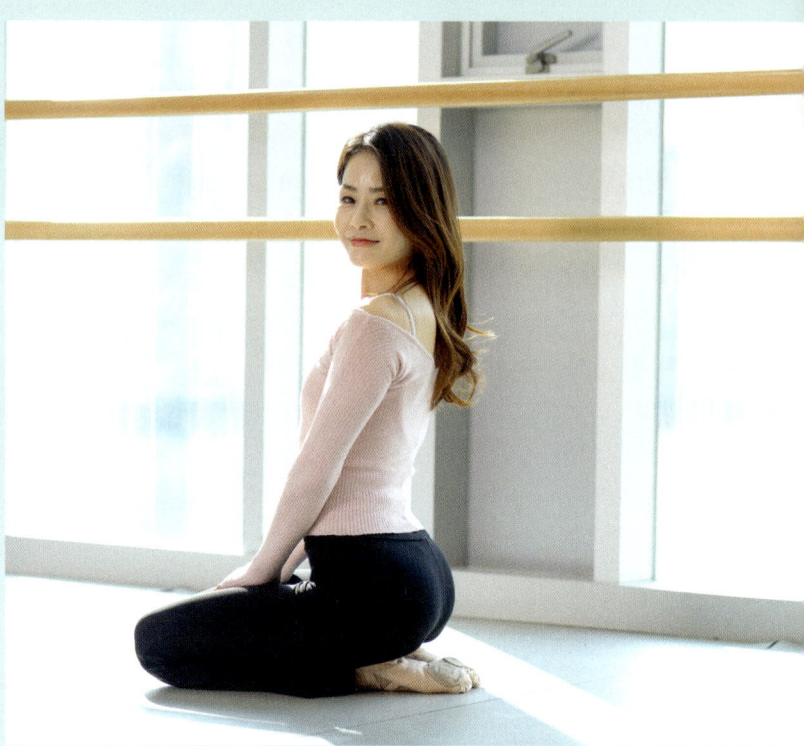

Home Ballet Stretching

바로 서면 자세의
문제를 진단할 수 있다.
서 있는 모양을 제대로
알 수 있어 어디서부터 휘었고
왜 힘을 못 받는지
알 수 있다.

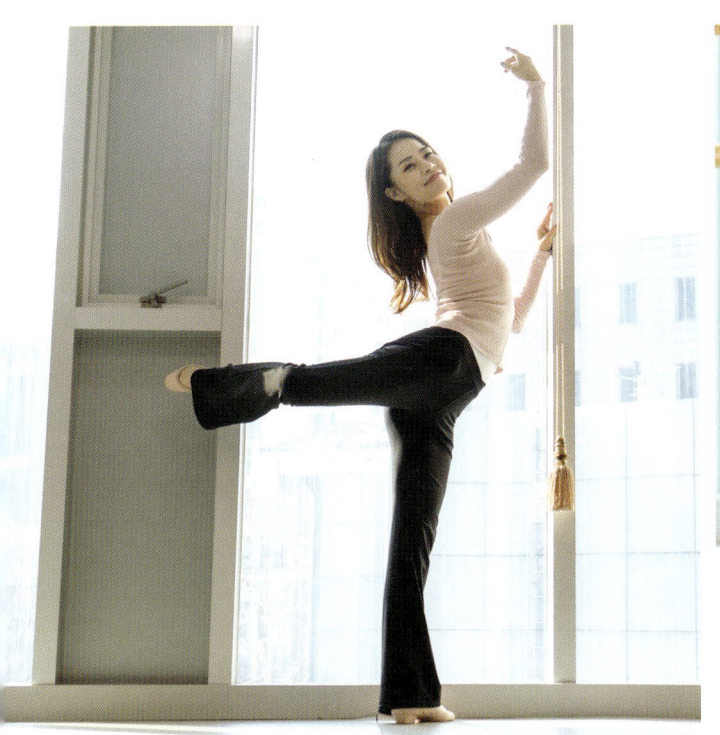
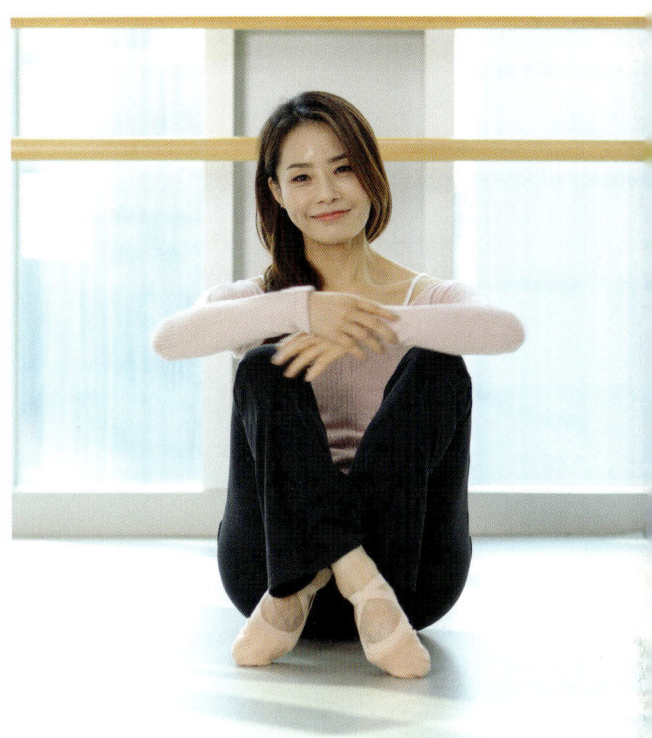

    원래 발레의 기본 다리 자세는 턴아웃 자세이지만 난 운동 초보자가 처음부터 턴아웃 자세로 서는 건 무리라고 생각한다. 자신의 체형을 모르고 무리하게 발을 바깥으로 무리하게 틀면 자세가 더 흐트러지기 때문이다. 그래서 나는 기본자세를 잡을 때 어깨너비로 발을 벌린 뒤 골반과 발끝이 앞을 향하게 하고 바르게 서길 권한다.

    그렇게 바로 서면 자세의 문제를 진단할 수 있다. 서 있는 모양을 제대로 알 수 있어 어디서부터 휘었고 왜 힘을 못 받는지 알 수 있다. 또한 발바닥이 땅을 어떻게 디디는지 파악해서 왜 발목이 두꺼운지 혹은 걸음걸이의 문제는 무엇인지 등을 다 알 수 있다.

    지금 당신도 바로 서서 자세를 잡아 사진을 찍어보자.

    양발이 11자가 되게 한 뒤 어깨너비로 벌려 바르게 선다. 찰칵!

    이 자세를 안정적으로 취할 수 있다면 다음 단계로 넘어간다.

다리자세 - 턴아웃

턴아웃이란 '바깥으로 향한다'는 의미로 발레에서 다리 동작의 생명이다. 발끝은 바깥으로, 뒤꿈치는 안쪽으로 향하게 하는 동작이다. 턴아웃 자세는 골반을 고정했을 때 관절을 최대한 앞·옆·뒤로 뻗게 할 수 있게 만드는 자세이다. 이 동작을 할 때 하체를 바르게 쭉 뻗고 복부에 단단히 힘을 준 뒤 허리를 꼿꼿하게 세운다.

1 양발 뒤꿈치는 서로 닿고 발끝은 바깥으로 향한다.
2 뒤꿈치를 엉덩이 너비로 벌리고 발끝이 바깥으로 향하게 선다.
3 한 발을 앞으로 내밀어 복숭아뼈 밑에 다른 뒤꿈치가 닿게 선다.
4 한 발을 앞으로 내밀어 서로 발이 붙지 않게 선다.
5 뒷발의 발뒤꿈치와 앞발의 발가락이 맞닿게 붙어 선다.

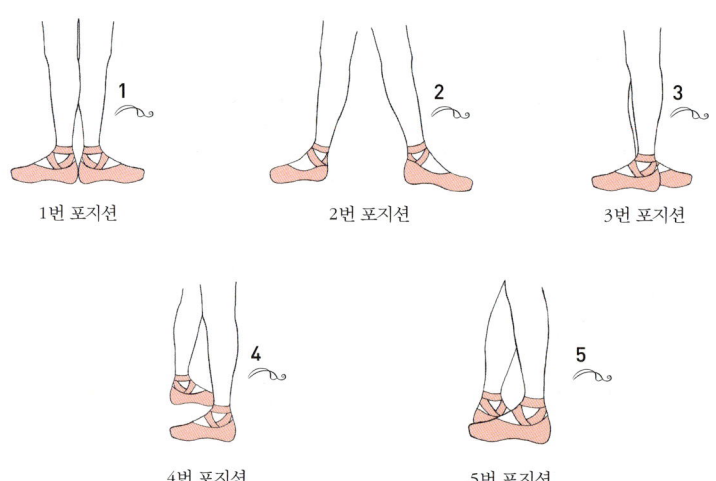

1번 포지션 2번 포지션 3번 포지션

4번 포지션 5번 포지션

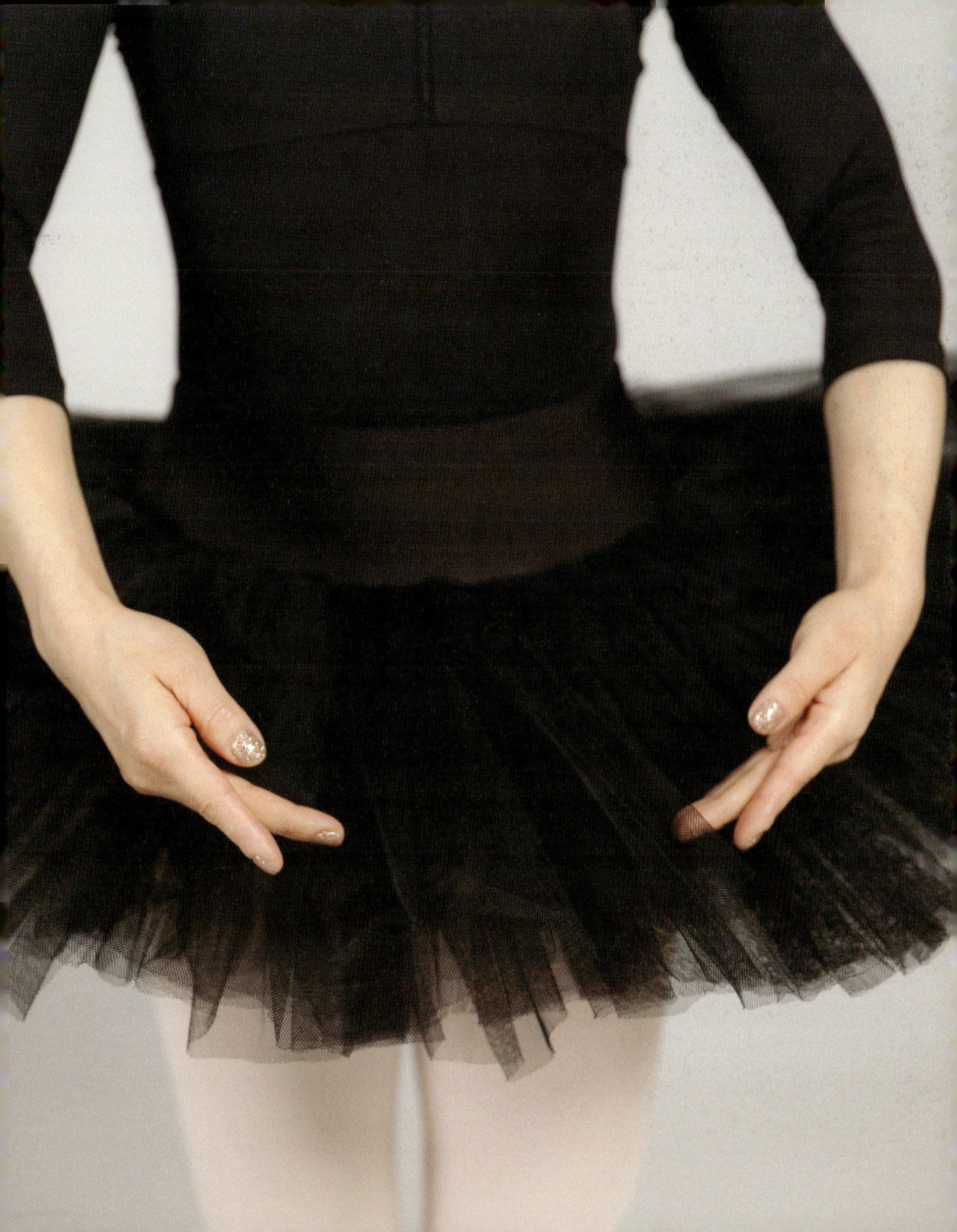

상체

몸을 구부리거나 움직일 때 어깨가 올라가거나 등이 굽지 않게 곧고 반듯한 자세를 유지하는 것이 중요하다. 이러한 기본자세를 잡으면 팔 동작을 할 때도 어깨선을 유지하며 자유롭게 움직여 쭉쭉 뻗은 아름다운 동작을 할 수 있다.

1. 허리를 쫙 펴서 양쪽 어깨가 가로로 일자가 된다는 느낌으로 선다.
2. 정수리를 위로 당기는 느낌으로 선다.
3. 양쪽 어깨를 귀까지 으쓱하듯이 올리고 손끝은 아래로 땅끝 깊숙이 찔러 넣는다는 느낌으로 쭉 펴서 어깨를 지긋이 내린다.
4. 갈비뼈를 모으고 윗배와 아랫배에 힘을 모아 등 뒤로 붙인다는 느낌으로 선다.
5. 어깨와 골반이 세로로 일자가 되었다고 생각하고 다리는 11자로 선다. 엉덩이에 힘을 줘서 하체를 단단하게 고정시킨다.
6. 갈비뼈를 모아 아랫배를 끌어당기고 윗배에 힘을 모아 몸통이 직사각형 모양으로 고정되게 선다.

팔동작

앙바(En Bas)

팔꿈치를 살짝 들어 바깥으로 향하게 예쁜 곡선을 만들어 양손가락이 닿을 듯 말듯 마주 보듯이 모아 팔을 아래로 내린다.

아나방(En Avant)

앙바 자세에서 어깨를 눌러 고정하고 두 팔을 살짝 들어 명치 앞에 놓고 팔은 곡선을 유지하면서 큰 공을 안는 듯한 모양을 만든다.

알라스꽁드(à la seconde)

팔을 옆으로 쭉 펴서 벌리고 팔꿈치는 바깥으로 누가 잡아당긴다는 느낌으로 뻗는다. 팔을 옆으로 벌릴 때도 흉곽(갈비뼈와 윗배)에 힘이 풀리지 않게 호흡으로 조정한다.

앙오(En Haut)

앙바, 아나방과 같은 자세에서 어깨가 올라가지 않게 주의하며 팔을 위로 쭉 올린다. 손바닥은 앞에서 보이지 않아야 하고 팔꿈치는 바깥으로 향하게 놓고 안근육의 힘을 느껴본다.

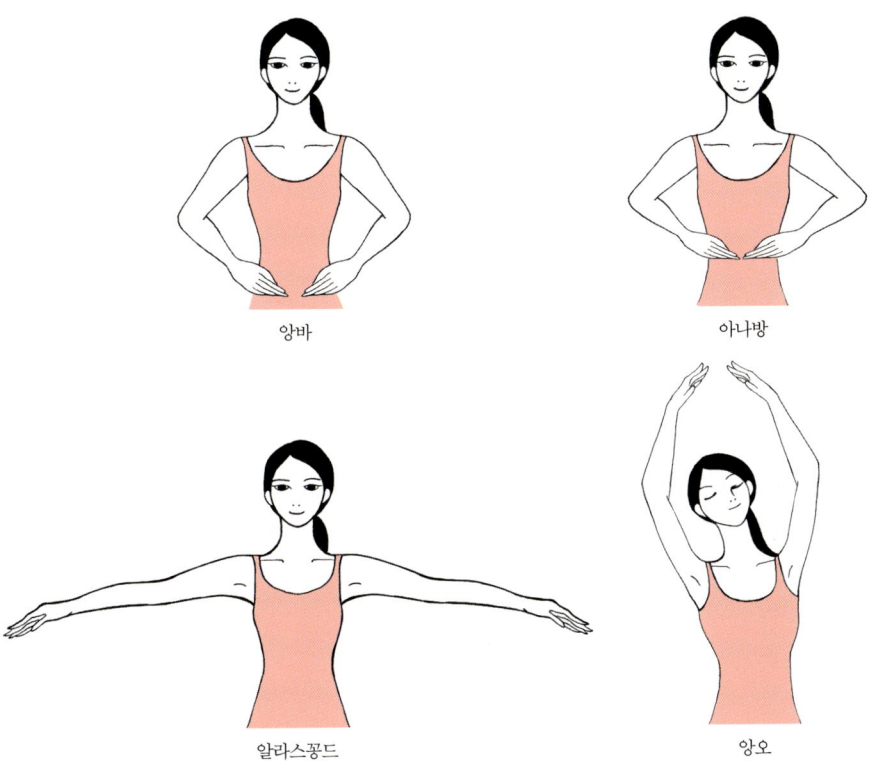

앙바

아나방

알라스꽁드

앙오

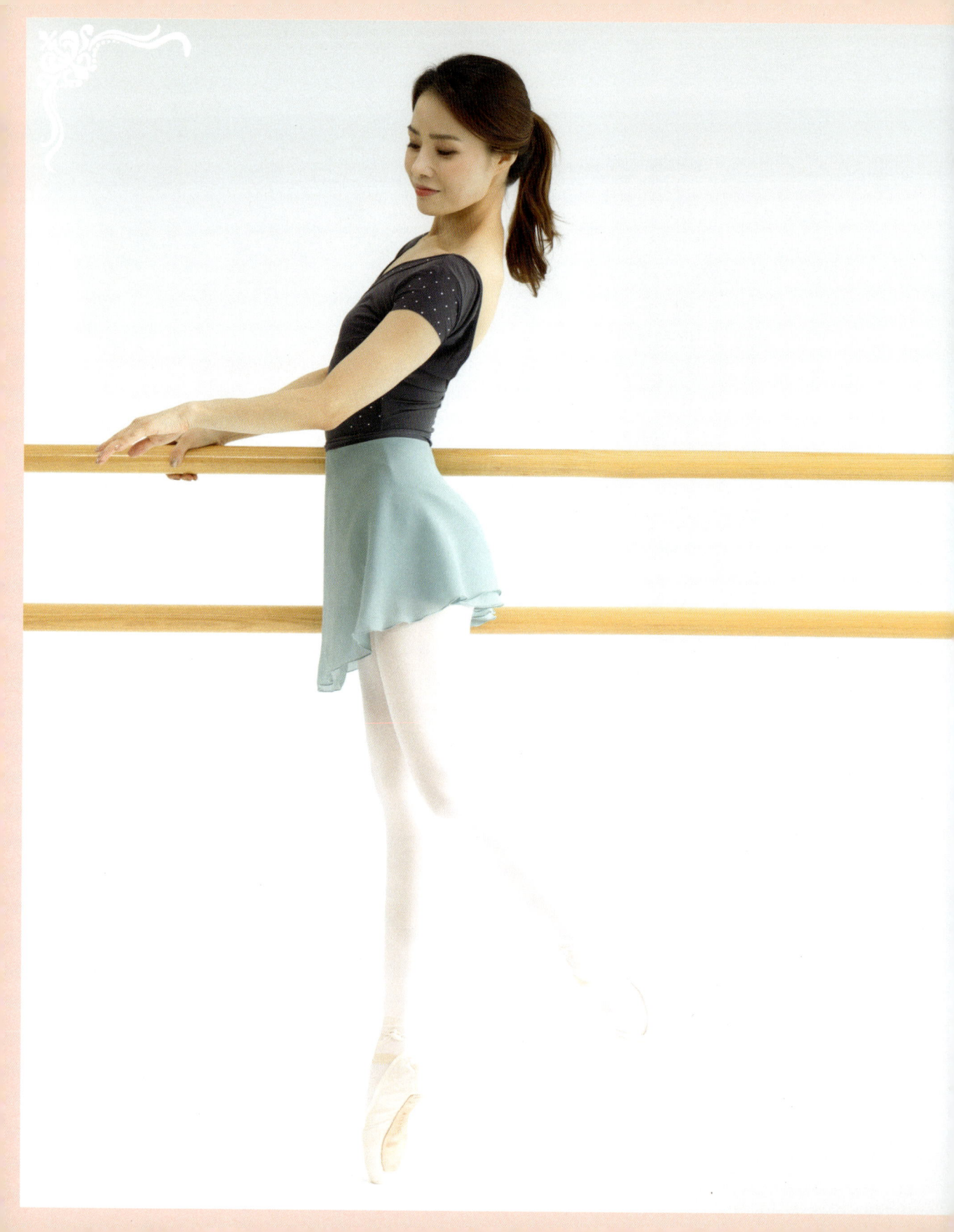

3

여배우들의
바디 시크릿
따라잡기

Home
Ballet
Stretching

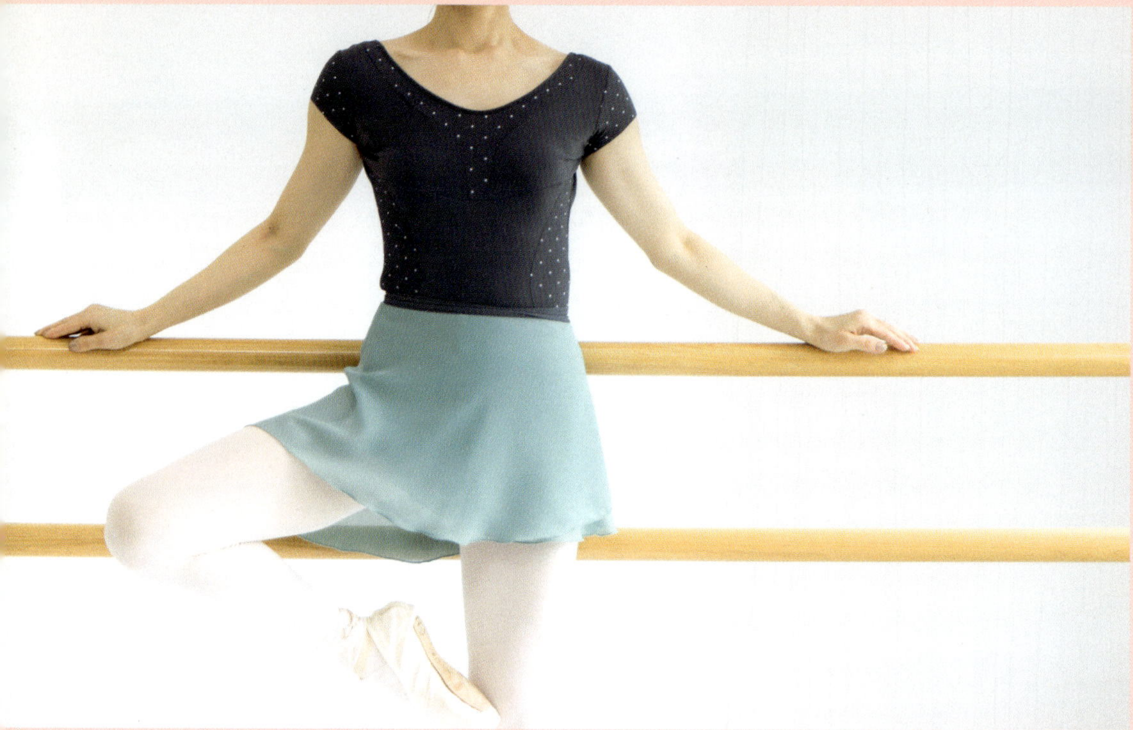

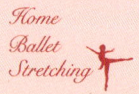

긴 목과 곧은 쇄골 & 가늘고 긴 팔

옥주현

요즘 뮤지컬 활동으로 바쁜 가수 옥주현은 평소 운동을 좋아하고 자기 관리가 철저하며 새로운 운동에 도전하는 것을 좋아해 지인의 소개로 몸을 교정하고자 나에게 찾아왔다.

요가와 필라테스로 몸을 만들고 건강을 유지한다고 매체에서 들었고 당시에도 필라테스에 푹 빠져 있었다.

"발레가 왜 배우고 싶으세요?"라고 물었더니 그녀는 "무대에 서는 배우로서 어느 역할이든지 배역에 맞게 몸을 움직이고 싶습니다. 배역을 돋보이게 하려면 선과 자태가 분명하고 고와야 하는데 발레만큼 좋은 운동이 없다고 생각했어요. 단순히 건강 뿐 아니라 예술 표현을 위해 발레를 하고 싶습니다"라고 당당하게 말했다.

우아하고 바른 일자 목선 만들기

그녀의 말이 맞긴 하다. 발레를 하면 어떤 움직임, 즉 춤이든 마임이든 하물며 가만히 서 있기만 해도 그 자태는 남다르다.

하지만 자기가 가진 문제를 해결하는 것이 최우선 과제다. 내게 어떤 문제가 있는지, 어떤 모습인지 늘 익숙해서 잘 모를 수 있다. 그러니 학교나 사무실에서 나와 체형이나 자세가 가장 비슷한 친구와 동료의 모습을 떠올려보자. 혹은 버스, 지하철에서 맞은편에 앉아 있는 사람들을 잠깐 바라보자. 나와 같은 습관을 가진 사람은 고개를 쭉 빼고 휴대폰을 만지고 있거나 오랜 시간 동안 어깨를 둥글게 말고 있다. 만약 의식하지 못하고 편안한 자세만 찾고 있다면 당신도 분명 그 모습일 것이다.

그녀도 매일 공연과 노래 연습으로 오랫동안 긴장하고, 피곤한 상태가 유지되어 늘 어깨와 목 통증으로 힘들어 했다. 바로 세워놓고 여기저기 살펴보니 왼쪽 골반과 어깨가 올라가 비대칭을 이뤄서 왼쪽 옆구리, 등, 어깨와 팔 모두 앞으로 약간 굽어 혈액 순환이 안되고 오른쪽보다 왼쪽 상체가 상대적으로 좀 더 큰 편이었다.

옥주현씨가 원하는 발레리나의 목선과 쇄골라인을 만들려면 몸에 맞게 어깨의 위치를 잡고 목을 바로 세우고 스트레칭을 해야 했다. 그런 후에야 원하는 목선과 쇄골 모양을 만들 수 있다. 대부분 사람들은 어깨가 구부정한 상태에서 목의 근육을 늘린다. 그렇게 하면 목만 스트레칭이 되는 것이지 어깨부터 목까지의 선을 바로잡을 수가 없다. 더 나아가 팔의 안쪽 근육을 잡아주고 최대한 늘려 뻗어주면 가늘고 길게 쭉 뻗은 팔까지 만들 수 있다.

그녀는 아마 지금도 어디에선가 목과 어깨 통증을 없애고 상체 라인을 만들기 위해 틈만 나면 목선을 좌우 앞뒤로 늘리고 팔에 전기가 오는 느낌이 들 만큼 스트레칭을 하고 있을 것이다.

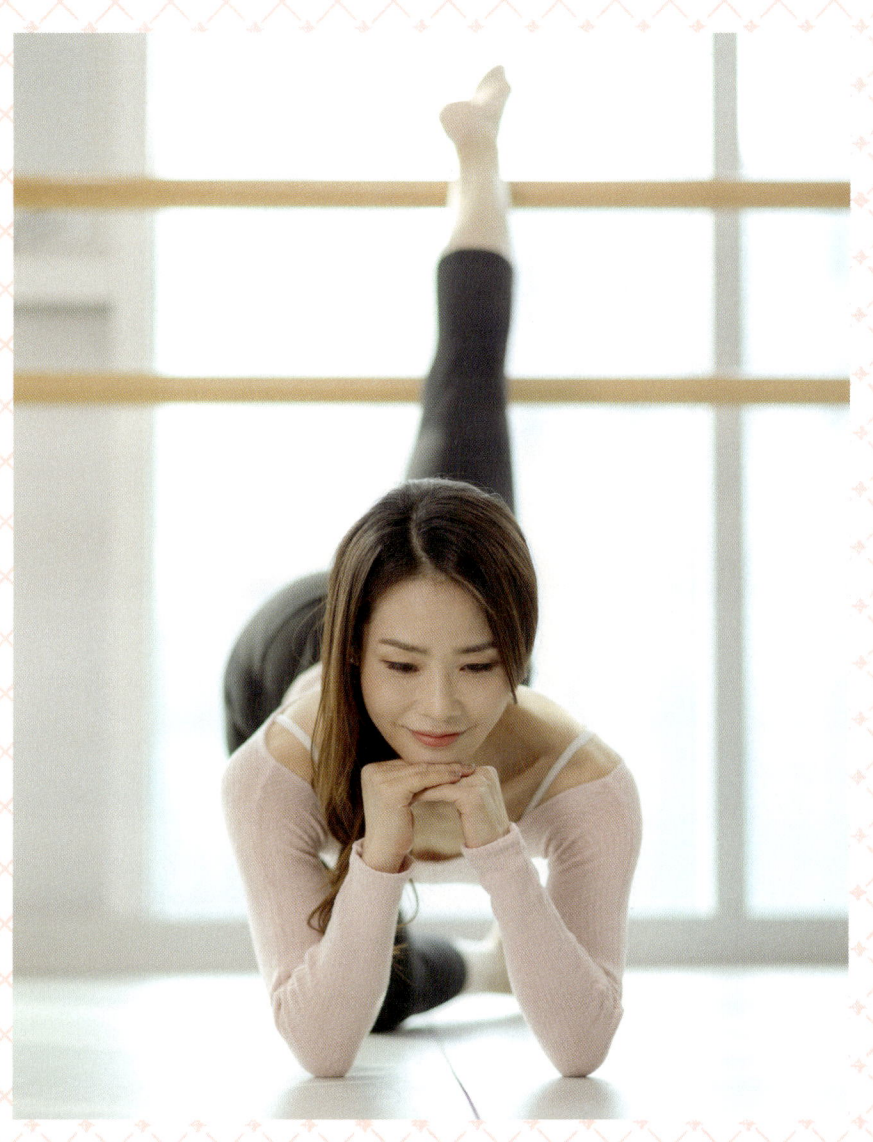

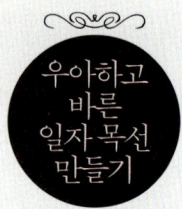

우아하고 바른 일자 목선 만들기

1. 다리는 1번 자세. 팔꿈치가 바깥을 향하게 하고 바로 선다.
2. 오른쪽 어깨를 고정하고 중지 끝까지 최대한 힘을 주어 아래로 깊게 내린다.
   왼손은 머리 위로 올려 오른쪽 귀의 위쪽을 잡고 최대한 왼쪽으로 잡아 늘린다.
3. 고개를 오른쪽으로 15도 돌린 뒤 시선을 위로 향하게 해서 앞과 옆 목선을 당긴다.
4. 고개를 45도 사선 아래로 내려 승모근을 늘린다.
5. 왼손을 내리고 고개를 왼쪽으로 돌린다. 이때 오른쪽 어깨가 따라 올라 가지 않게 고정한다.
   반대쪽도 반복한다.
6. 양손을 쇄골라인에 대고 살을 아래로 잡아 당긴다.
7. 목을 세워 턱을 위로 당겨 앞목을 최대한 늘린다. 목을 뒤로 너무 젖히지 말고
   턱을 앞으로 내밀어 당긴다.
8. 머리를 숙인 뒤 양손을 깍지 껴서 머리 뒤에 올린다.
   목을 뽑아 내린다는 느낌으로 아래로 쭉 당긴다.

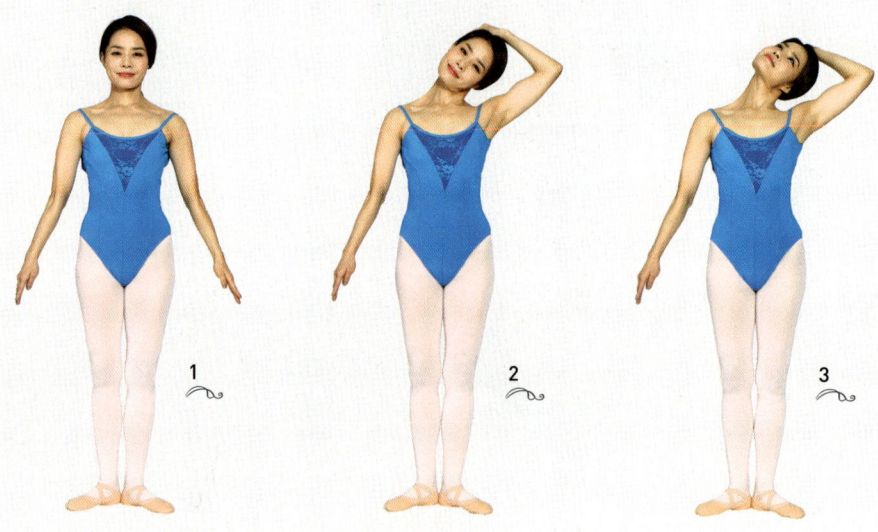

1   2   3

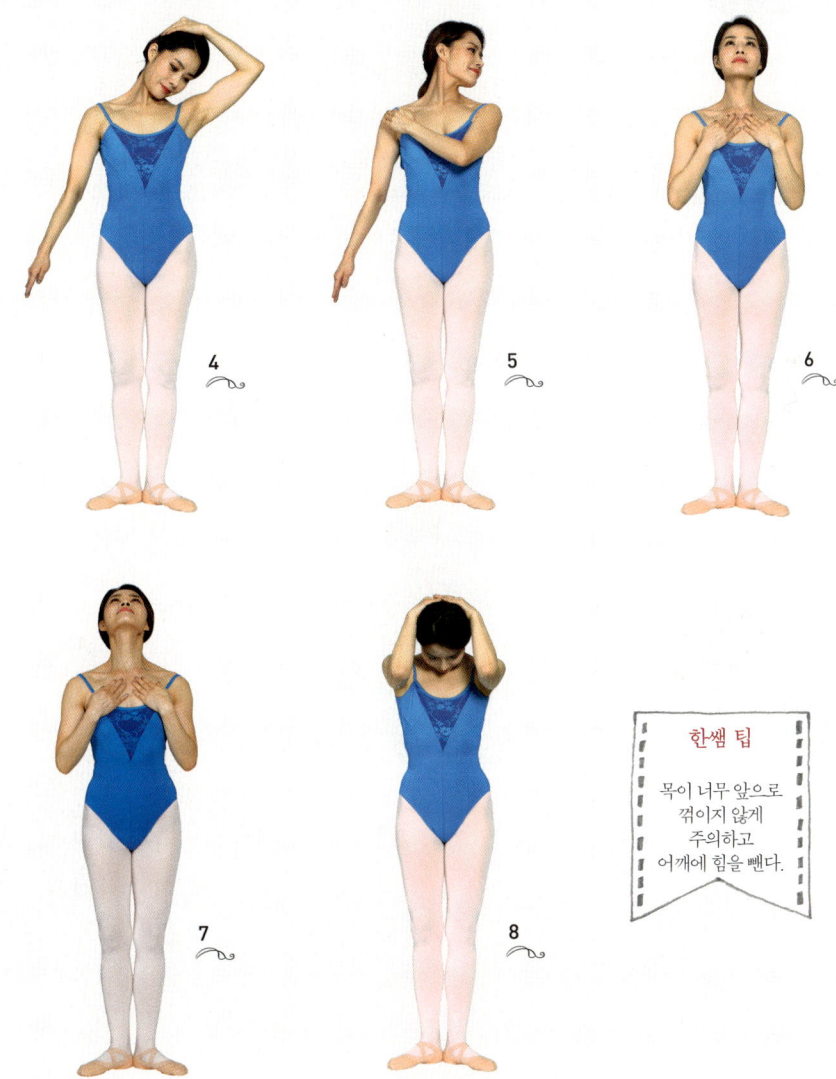

한쌤 팁

목이 너무 앞으로
꺾이지 않게
주의하고
어깨에 힘을 뺀다.

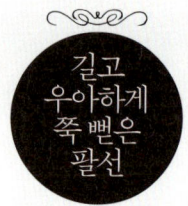

길고
우아하게
쭉 뻗은
팔선

1   팔을 아래로 쭉 뻗고 손목을 위로 꺾어 펭귄 팔을 만든다.
2   어깨는 고정시키고 팔을 쭉 뻗어 올려 팔 근육이 찌릿하고 당기게 만든다.
3   오른쪽 팔을 비틀어 팔꿈치를 위로 향하게 하고 왼쪽 어깨와 팔꿈치는 고정시킨다.
4-5 팔꿈치를 구부렸다 폈다 8번씩 3세트 반복한다.
6   오른팔 팔꿈치를 바깥으로 향하게 하고 오른팔로 앙바 동작을 한다.
7   오른팔로 아나방 동작을 한다.
8   오른팔로 앙오 동작을 한다.
9   오른팔로 알라스꽁드 동작을 한다.
10 반대쪽도 반복한다.

주의사항

이때 어깨를
고정하고
팔만 돌린다.

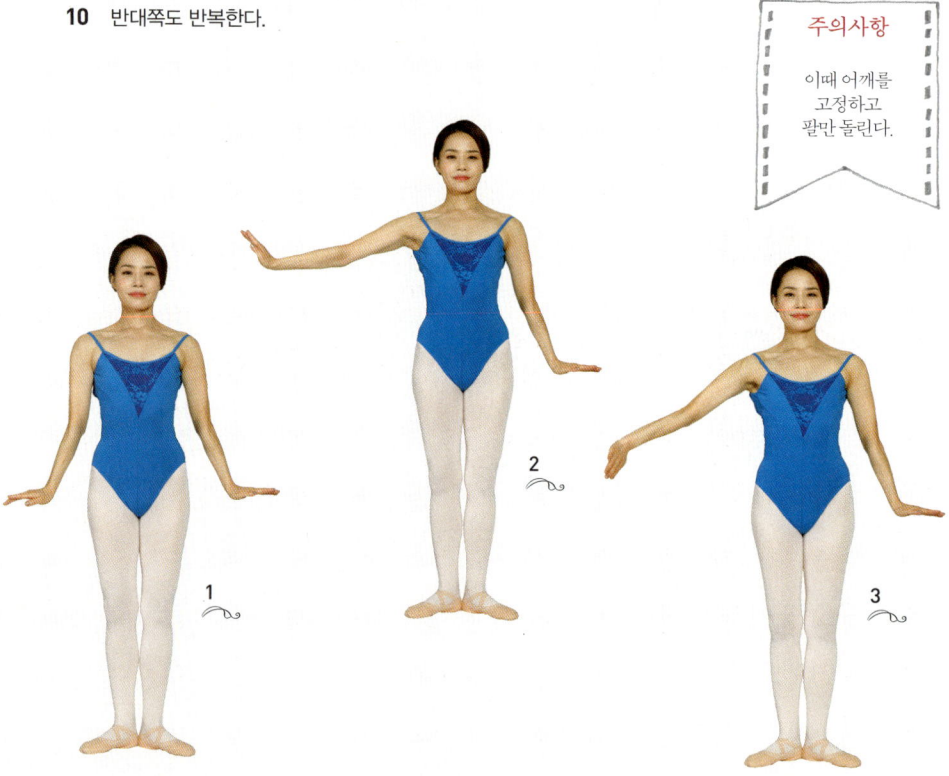

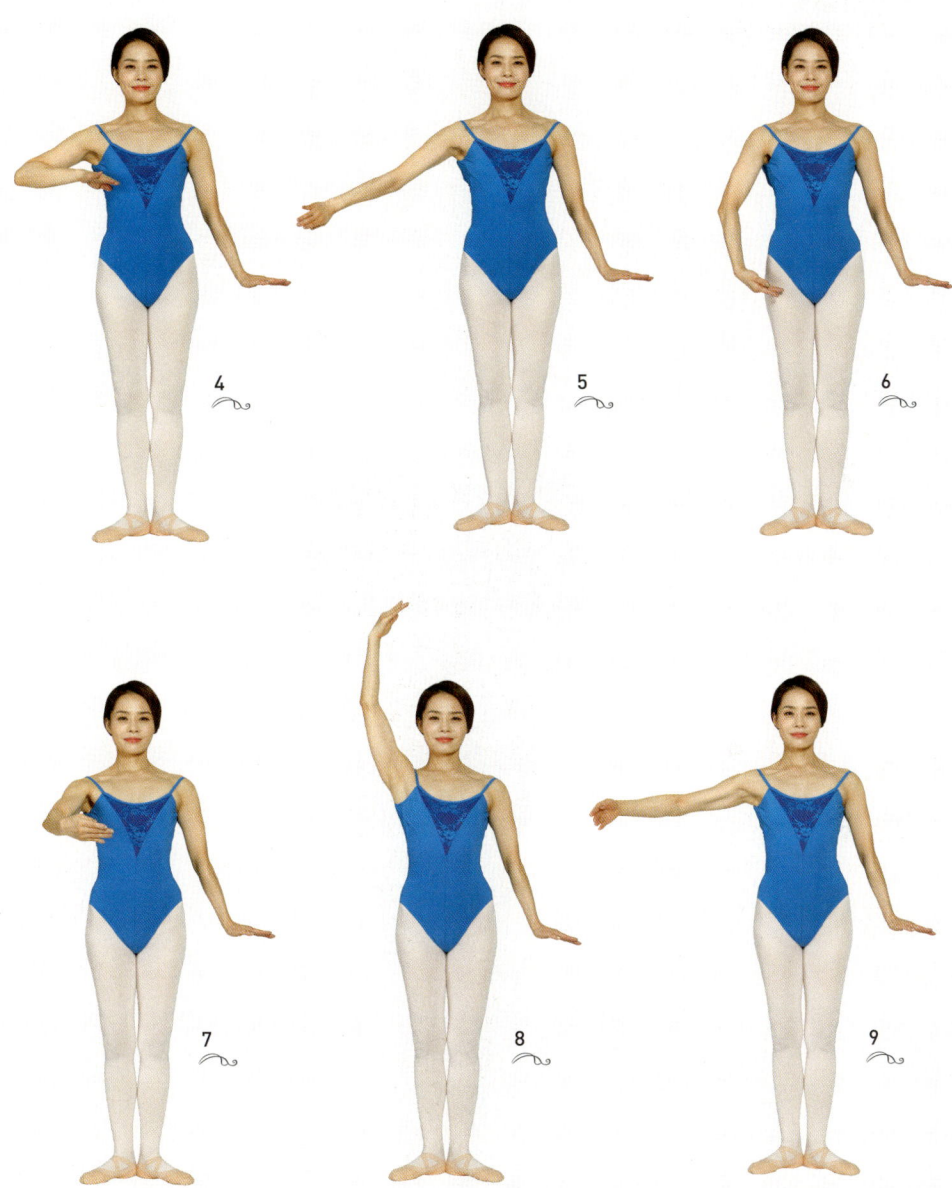

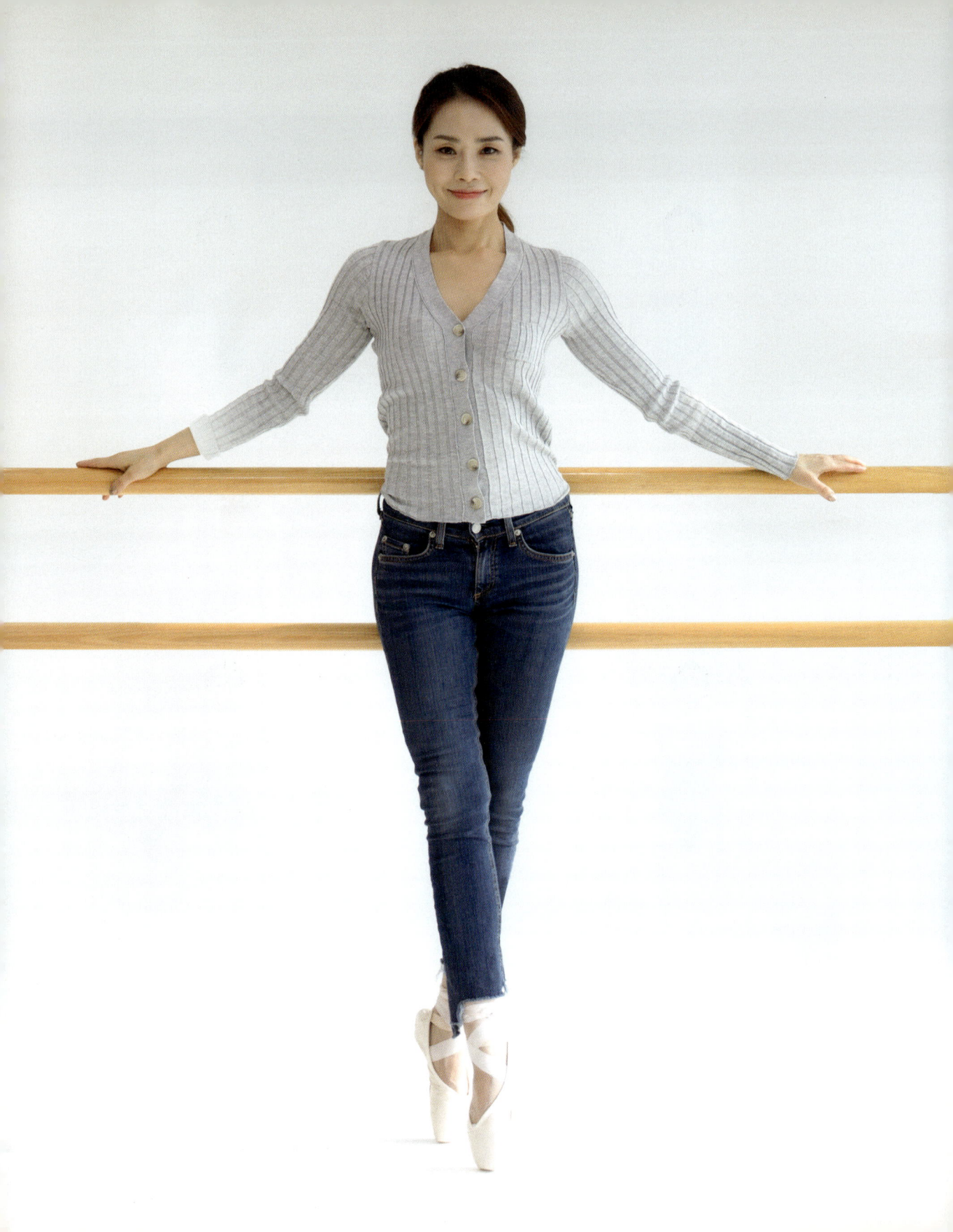

여배우의 뷰티 팁
옥주현

그녀의 어록이 있다. "먹어봤자 그 맛이 그 맛이다"라는 말이다. 평소 그녀는 본인의 체질에 매우 관심이 많고 체질에 맞는 음식을 먹으려고 노력한다.

밀가루가 몸에 안 맞고 육류가 체질에 맞아 공연 때나 평소에 고기를 즐겨 먹는다. 한 번에 많은 양은 먹지 않고 틈나면 조금씩 여러 번 나눠 먹고 음식은 꼭꼭 씹어 먹는다.

가장 중요한 건 물을 하루에 2리터 이상 마시는 것이다. 운동할 때도 1리터의 생수병을 들고 와 수시로 마신다.

나는 수업 한 시간 끝날 때마다 따뜻한 물을 수시로 마시라고 권한다. 원활한 혈액 순환을 위해 찬물은 금지한다.

옥주현씨처럼 운동을 열심히 하면서 내 체질을 알고 음식을 절제하는 것이 예쁜 몸을 갖는 첫 번째 조건이다.

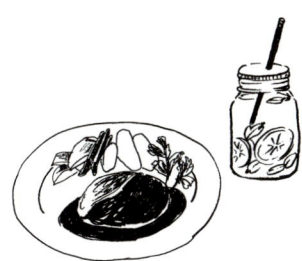

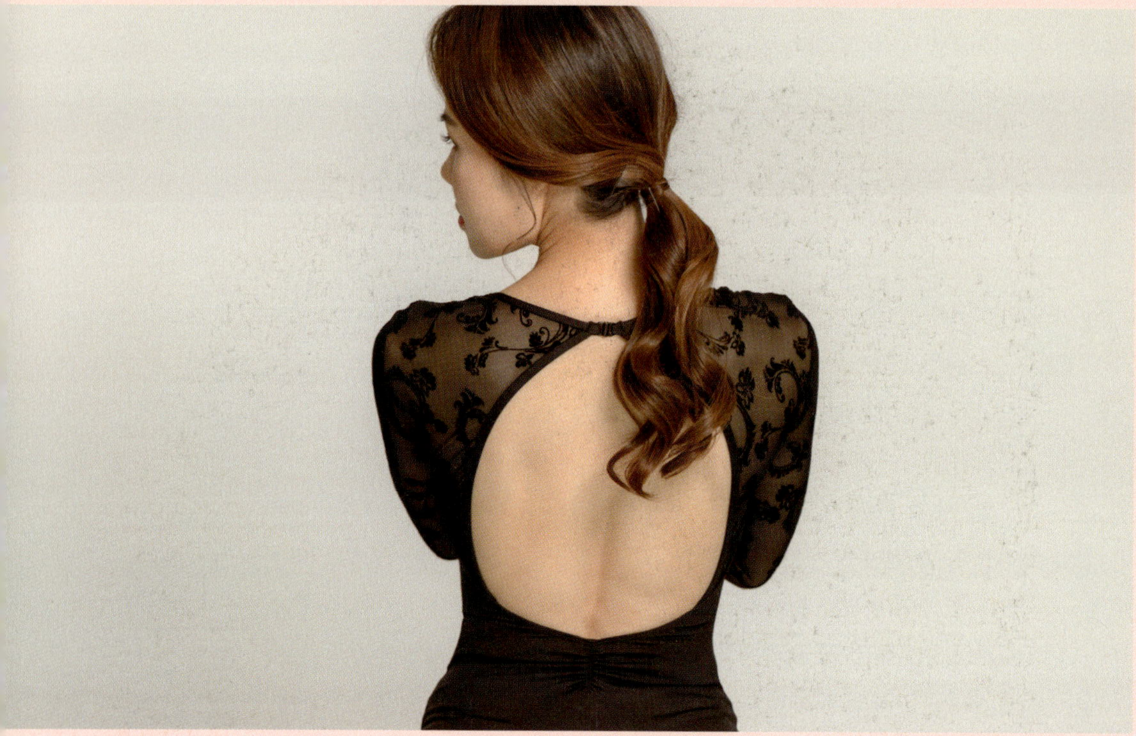

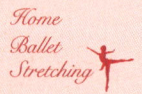

Home Ballet Stretching

활짝 편 등과 날렵한 허리 스트레칭
강소라

한때 많은 방송과 잡지 매체에서 배우 강소라의 과거 통통했던 모습의 사진들과 현재의 날씬한 모습들이 비교되며 이슈였다. 통통했을 때의 모습과 현재의 모습이 많이 바뀌었기 때문에 그 사진을 보면서 많은 사람들이 강소라를 부러워했다. 더욱이 운동을 새로 시작하거나 하던 운동을 더 열심히 하려는 사람들에게 자극이 되기도 했다.

처음 그녀가 발레 스튜디오에 들어왔을 때 깜짝 놀랐다. TV에서 보는 것보다 훨씬 예뻐서. 그때가 2013년도였고 다이어트에 어느 정도 성공했기에 단순히 살을 뺄 목적으로 발레 스트레칭을 하러 온 것은 아니었다. 교정하고 싶은 부분이 분명히 있었던 것이다. 평소 목이 앞으로 빠지고 어깨가 굽어 사진을 찍으면 상체가 커 보이고 자세가 구부정해서 몸의 선을 바꾸고 싶다고 했다. 나는 발레를 배우는 사람들에게 늘 하는 말이 있다.

"내 몸의 장점을 더욱 살리고 단점을 최소화해서 최상의 몸의 비율을 만들자"

그녀의 실물이 더 예뻐보이는 것은 TV의 문제가 아니라 자세의 문제였다. 그것을 보완하기 위해 그녀의 장점을 부각시키는 것이 먼저였다. 십 점 만점에 십 일점 주고 싶은 완벽한 다리. 그녀의 다리 라인은 내가 본 여자 중에서 가장 예쁘고 곧았다. 종아리부터 발목까지 길이와 허벅지 길이의 비율이 같아 바비인형같이 다리가 매끄럽게 쭉 뻗어 더욱 길어보였다. 하지만 롱다리라고 다 좋은 것은 아니다. 허리가 짧아 언뜻 보면 일자 몸처럼 보일 수 있기 때문이다. 그래서 잘록한 허리선을 만들고 그녀가 고민하던 거북목과 어깨선만 잡으면 완벽해질 것 같아 그 선을 만드는 동작 프로그램을 짰다.

거북목을 교정하기 위해 목 스트레칭을 하고 등 근육을 만들어 어깨가 앞으로 말리지 않게 했다. 허리선을 바로잡기 위해 옆선 동작을 위주로 수업을 했다.

수업 횟수가 늘어나면서 내가 더 신났다. 그녀가 점점 변화하는 모습과 발레하는 모습이 SNS를 통해 공개되었고 팬층이 더 넓어졌다. 많은 사람들이

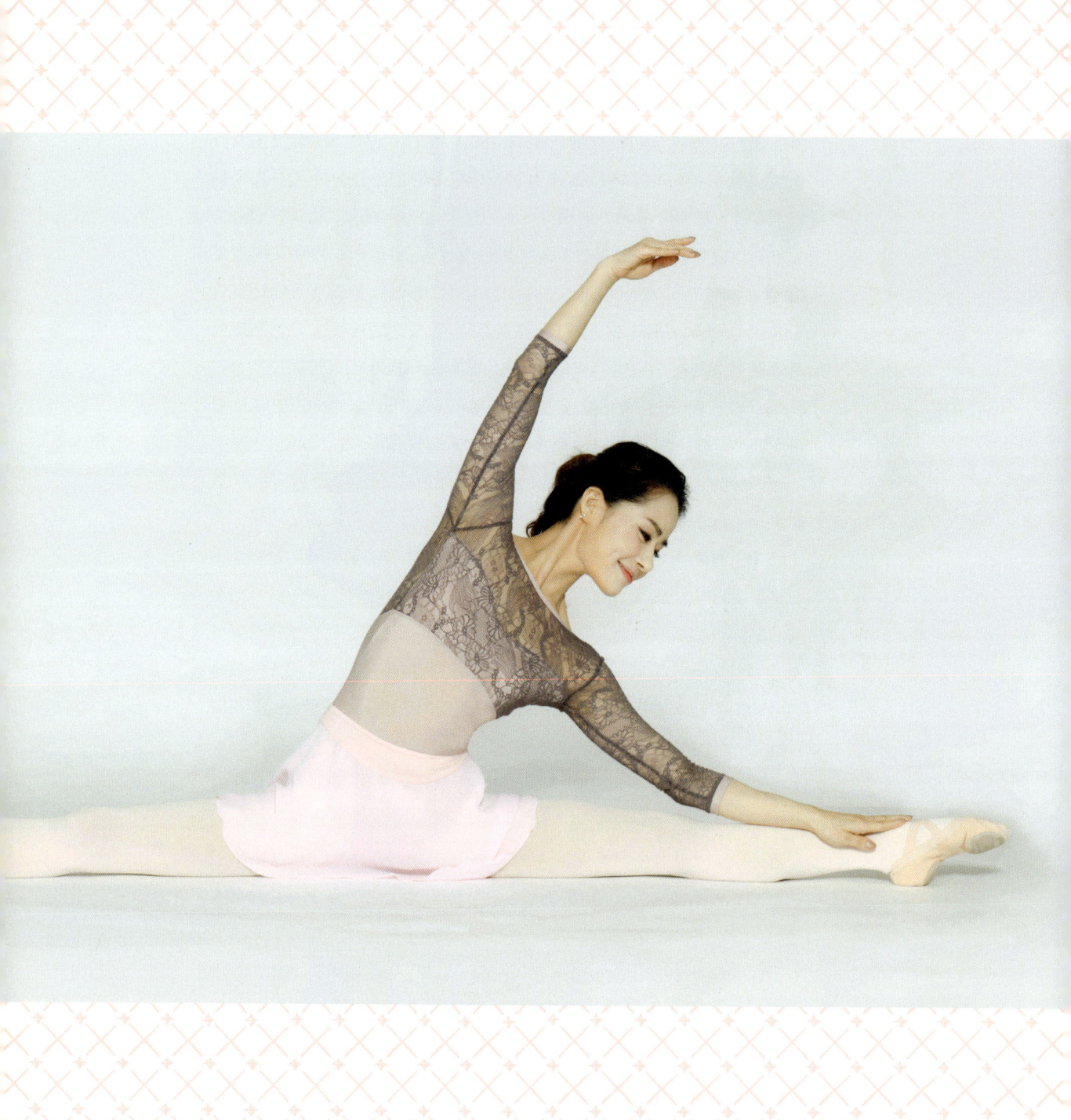

그녀를 응원했다.

　지금도 그녀는 바쁜 와중에 특유의 성실함과 낙관적인 인성으로 스튜디오에 즐겁게 찾아와서 꾸준히 발레 연습을 한다. 진짜 노력은 배신하지 않는다. 노력으로 만든 내적·외적 아름다움을 지키기 위해 오늘도 쉬지 않고 노력하는 강소라. 그녀의 노력이 쌓이고 쌓여서 앞으로 더 빛나는 사람이 될 거라고 나는 생각한다.

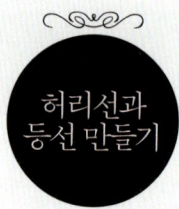

허리선과 등선 만들기

1. 발은 5번 동작. 팔은 앙오.
2. 오른발을 앞으로 쭉 펴고 포인트.
3. 몸을 오른쪽으로 틀고 오른팔을 아래로 내려 옆구리에 자극이 오게 한다. 8회 반복한다.
4. 몸을 정면으로 향하게 한 뒤 양손을 뒤로 깍지 껴서 등을 조이고 가슴은 앞을, 머리는 위로 향하게 한다. 앞무릎을 플리에 해서 등과 허리에 자극이 오게 한다.
5. 중심을 가운데로 이동한 뒤 무릎을 구부려 등과 허리에 자극이 오게 한다.
6. 발 포지션 4번 동작. 왼쪽 다리를 살짝 들고 팔은 알라스꽁드 자세를 취해 8초 동안 밸런스를 유지한다.
7. 왼쪽 다리를 오른쪽 다리와 수직이 되게 위로 들어 올리고 양팔도 위로 올려 앙오 자세를 취한다.

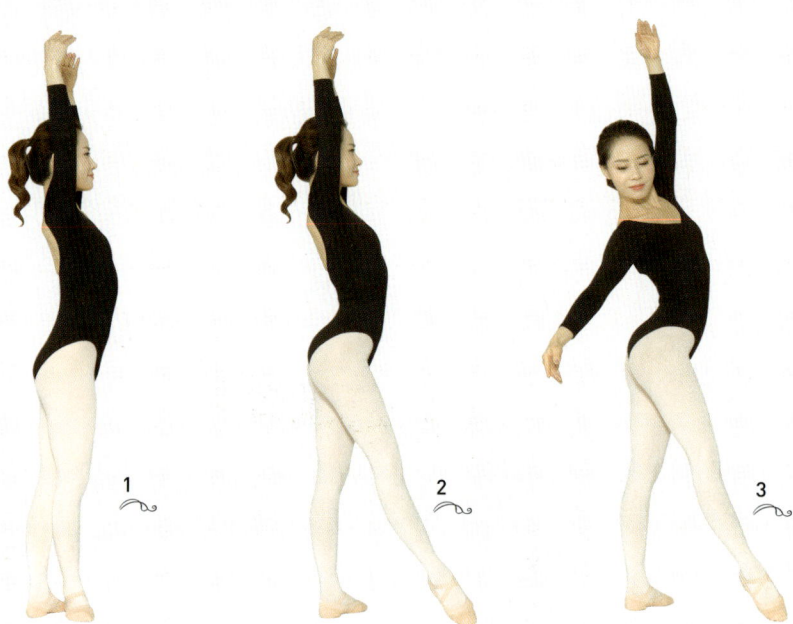

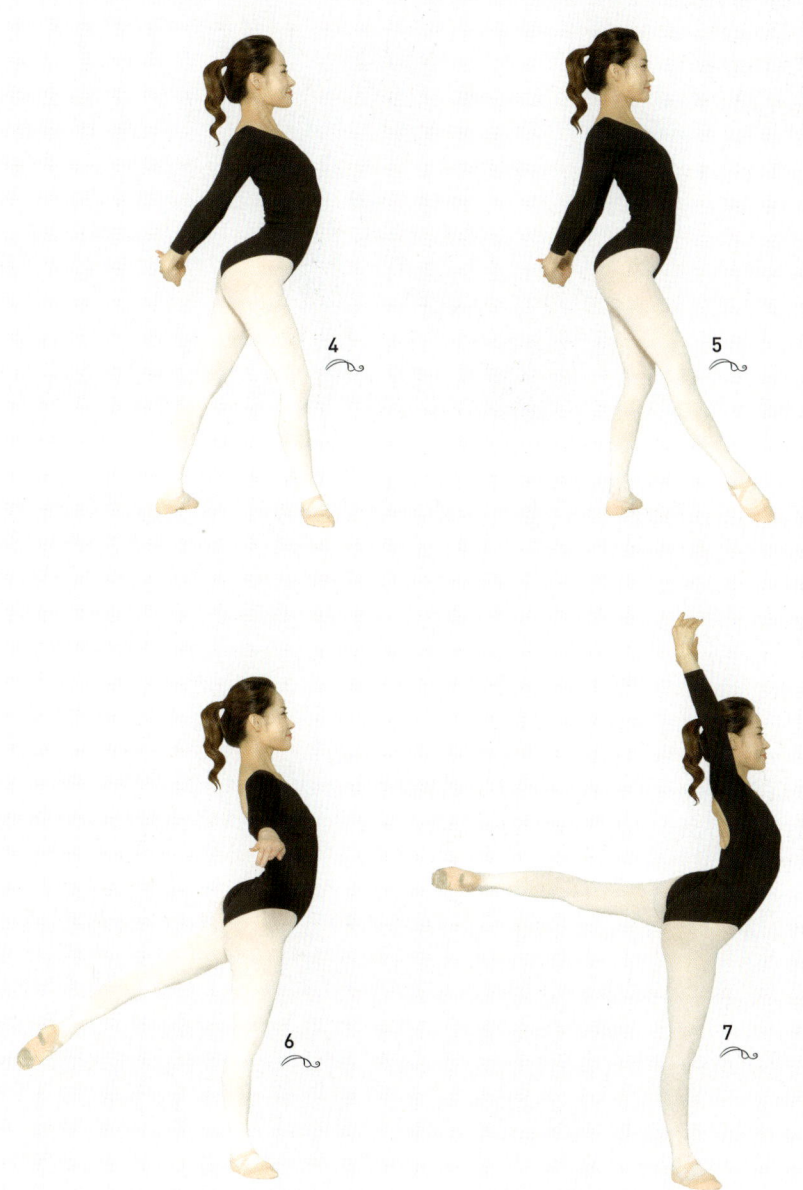

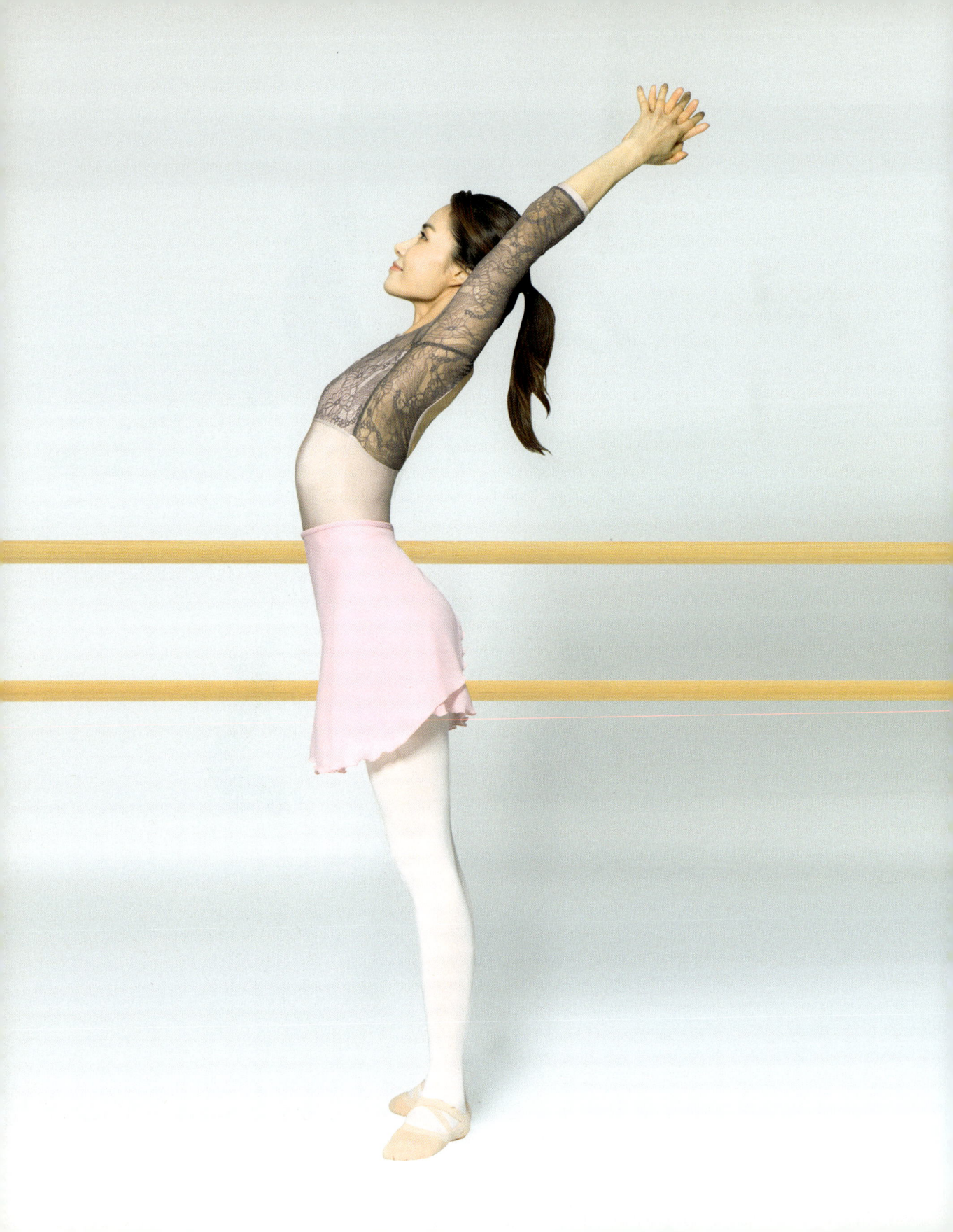

여배우의 뷰티 팁
강소라

밀가루 음식을 정말 많이 좋아하는데 다이어트를 시작하면서 밀가루 음식부터 조심했다. 드라마 〈미생〉 촬영 때 오랜만에 짜장면을 먹을 만큼 밀가루를 자제하고 있다. 맛있는 빵을 먹고 싶으면 쌀빵을 먹고, 고구마로 대체하기도 한다.

건강식도 즐긴다. 어머니께서 고구마를 찌고 말려 고구마말랭이를 만들어 주기도 한다. 평소에는 간식으로 즐기고, 촬영에 들어가면 식사 대용으로도 먹는다.

다이어트를 할 때는 밥 반 공기 양의 죽을 끓여서 먹기도 한다. 죽은 소화도 잘되고 위를 늘어나지 않게 해서 포만감을 느끼게 한다는 장점이 있다.

다이어트를 할 때 가장 중요한건 배가 고픈 건지, 그냥 입이 심심하고 먹을 게 생각나는 것인지 구분하는 것이다. 물을 마시고 5분 이상 기다려본다. 그때도 기운이 없고 식욕이 간절하면 정말 배가 고픈 것이지만 물 마시고 나니 괜찮다면 가짜 배고픔인 것이다. 이런 가짜 배고픔에 속아서 음식을 계속 먹게 되면 위만 늘어나고 몸매 관리에 실패하게 된다.

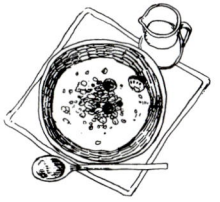

Home Ballet Stretching

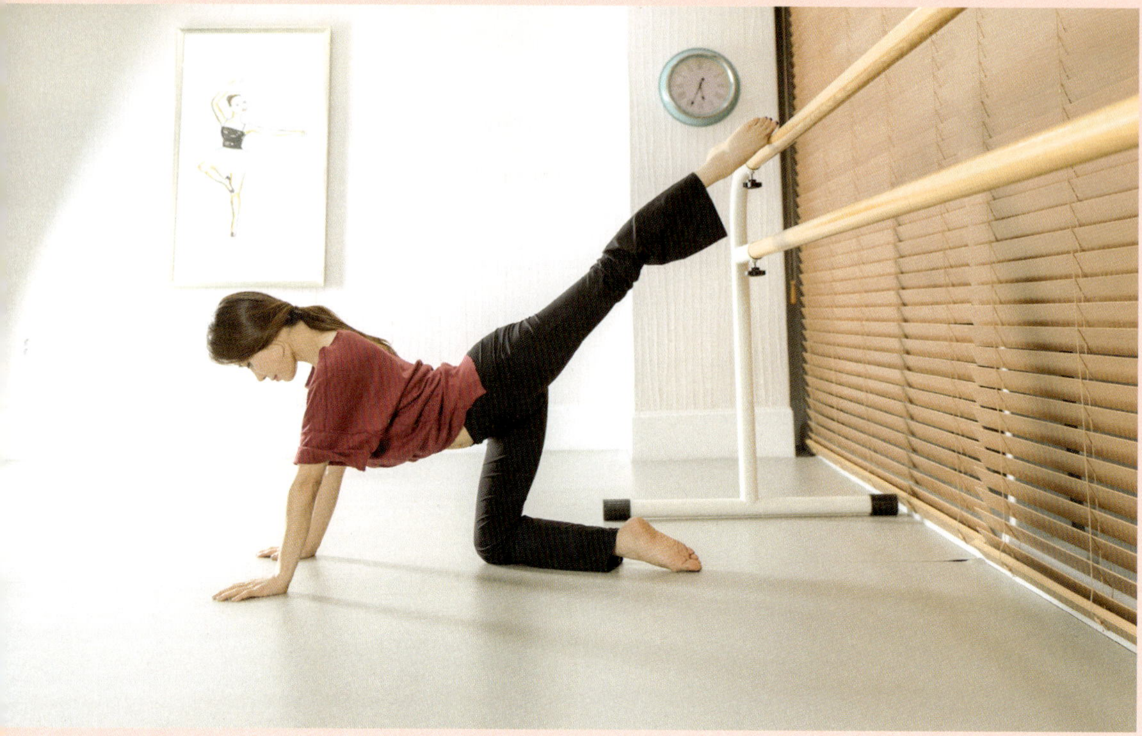

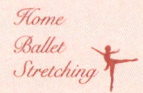

탄탄하고 쭉 뻗은 다리를 위한 스트레칭

박지윤

상체만 보면 마른 것 같은데 아랫배부터 하체 쪽으로 살이 찌는 사람들이 있다. 하체비만이 될 확률이 높은 사람은 두 종류로 나뉜다. 근육 없이 살이 물렁거려 말 그대로 살이 많은 다리이거나 뼈가 굵고 근육이 많아 튼실하게 굵은 다리. 어떤 쪽이든 고민되는 것은 마찬가지다. 그러므로 하체에 살이 찌는 원인을 빨리 찾아야 한다. 선천적으로 타고난 것인지, 직업 때문에 오래 앉아 있거나 오래 서 있는지, 걷는 것을 좋아하는지, 하체에 힘이 실리는 운동을 즐기는지, 그도 아니면 건강에 문제가 있어서 하체에 부종이 심하고 그 부종이 살이 된 것은 아닌지 잘 살펴봐야 한다. 만약 건강상의 문제라면 그 살들이 근육이 생기는 것을 막고 뼈에도 무리를 줘서 다리가 변형될 수도 있다.

물렁거리고 탄력이 없는 다리의 특징은 몸에 수분 함량이 많고 근육이 늦게 생긴다는 점이다. 근육이 안에서부터 차올라 겉근육까지 올라오는 시기가 좀 오래 걸리는 체형이라 물이나 음료 등을 지나치게 많이 마시지 말아야 한다.

또한 하체 비만 탈출을 위해서 가장 먼저 혈액 순환을 원활하게 해야 한다. 혈액 순환이 원활하지 않으면 각종 노폐물이나 독소가 배출되지 못하면서 허벅지 안쪽과 엉덩이 아래에 쌓이게 되기 때문이다. 꾸준히 스트레칭을 하면서 상체와 하체를 골고루 따뜻하게 만들어 혈액 순환이 원활하게 이루어지게 만들자.

특히 먹는 것도 유의해야 한다. 초콜릿같은 단 음식이나 아이스크림, 나트륨 섭취를 줄이도록 한다. 이런 음식들이 내 몸의 근육 생성을 막고 탄력이 떨어지는 물컹하고 하얀 살들을 만들기 때문이다.

튼실하게 굵고 근육이 꽉 찬 하체는 운동을 주의 깊게 잘 선택해야 한다. 등산이나 조깅 등 많이 걸어 다리에 무리주는 운동을 특히 주의해야 한다. 근육이 쉽게 그리고 많이 생기기 때문에 경사로를 걷거나 뛰기만 해도 종아리·허벅지 근육이 발달되어 다리가 점점 더 굵어질 수 있다. 근육이 생기지 않게 하기 위해 가볍게 걷고 근육을 스트레칭으로 풀어 미끈하고 얇은 다리를 만들자.

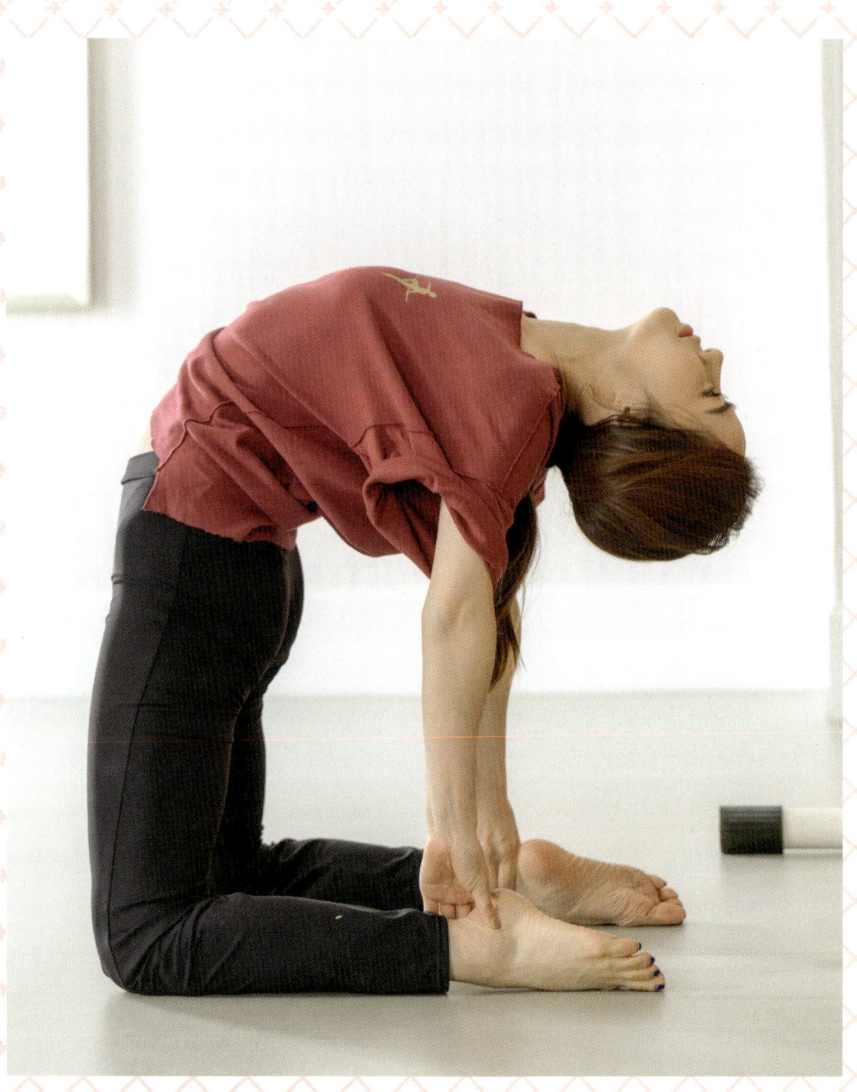

또 부종이 심한 다리는 혈액 순환이 잘 안되고 체중이 하체로 쏠려 다리가 점점 더 붓고 발목까지 두꺼워진다. 부종을 최대한 막기 위해 누워 다리를 올려 벽에 놓는다. 발목 운동을 많이 해서 혈액 순환이 원활하게 하고 스트레칭을 꾸준히 해서 부종을 예방한다.

방송인 박지윤이 처음 스튜디오를 방문했을 때 교정하고 싶은 부분이 다리였다. 근육이 잘 안 붙고 탄력이 떨어지는 게 그녀의 콤플렉스였다. 학창시절 살이 통통하게 쪘던 시절이 있다고 했다. 살은 빠졌지만 하체 자신감이 떨어져서 외출할 때 미니스커트나 반바지를 한 번도 입어본 적이 없다고 했다.

그녀는 선천적으로 근육이 잘 붙지 않는 체형이라 우선 식이요법으로 살을 조금 더 빼야 했고 하체 위주로 스트레칭 프로그램을 짜서 다리선을 가다듬기로 했다.

똑 부러지고 책임감이 강하고 늘 에너지 넘쳤기에 그녀가 원하고 따라준다면 상상 이상의 몸매를 만들 수 있을 것이라 믿었다.

바쁜 스케줄에도 시간을 쪼개서 30분이라도 운동하려고 노력했고 둘째를 출산하고 방송에 복귀해야 한다며 딱 한 달간의 산후 조리를 마치고 운동을 다시 시작했다.

그녀는 발레 스트레칭을 하고 나서 반바지를 당당하게 입기 시작했다고 방송에 나와서 고백했다. 그럴 때 가르치는 사람으로서 보람을 느낀다.

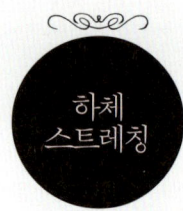

하체 스트레칭

1.   양발을 어깨너비로 벌려 팔은 알라스꽁드 자세를 취한다.
   엉덩이가 뒤로 빠지지 않게 하고 상체를 뽑아 아래로 내린다.
   ★주의 가급적 허리가 구부러지지 않게 길게 늘리듯이 내려간다.

2.   무릎을 쭉 펴서 허벅지 뒤쪽과 엉덩이 뒤쪽이 당기게 8초 동안 유지한다.
   ★주의 팔이 바닥에 닿지 않는다면 무릎을 구부려서 스트레칭을 한다.

3.   왼쪽 무릎을 구부리고 오른발을 플렉스해서 종아리가 당기도록 8초 동안 유지한다.
   반대쪽도 반복한다.
   ★주의 이때 가급적 허리가 구부러지지 않도록 유의한다.

4.   오른발을 구부리고 왼쪽 다리를 쭉 펴서 오른쪽 앞 허벅지와
   왼쪽 뒤 허벅지의 당김을 느낀다.

5.   다리 동작 2번에서 양쪽 다리를 어깨너비보다 많이 벌리고 상체는 아래로 숙인다.
   양쪽 다리 안쪽이 당기도록 8초 동안 유지한다.

6.   팔로 알라스꽁드 자세를 취하고 허리를 쭉 펴 위로 뽑듯이 들어 올려 바로 선다.

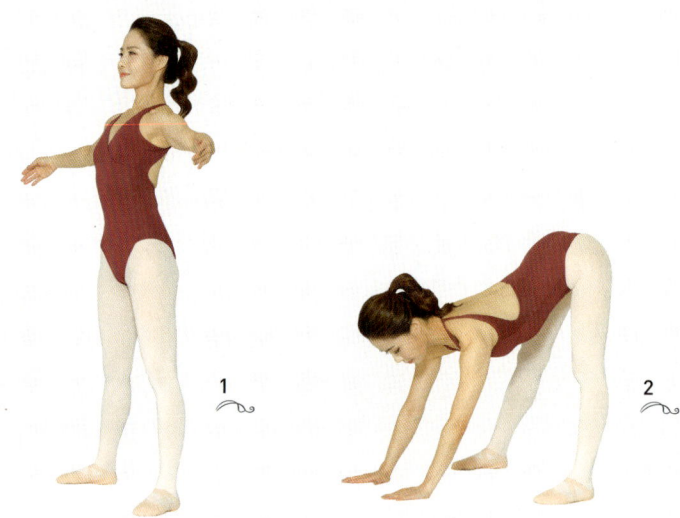

1   2

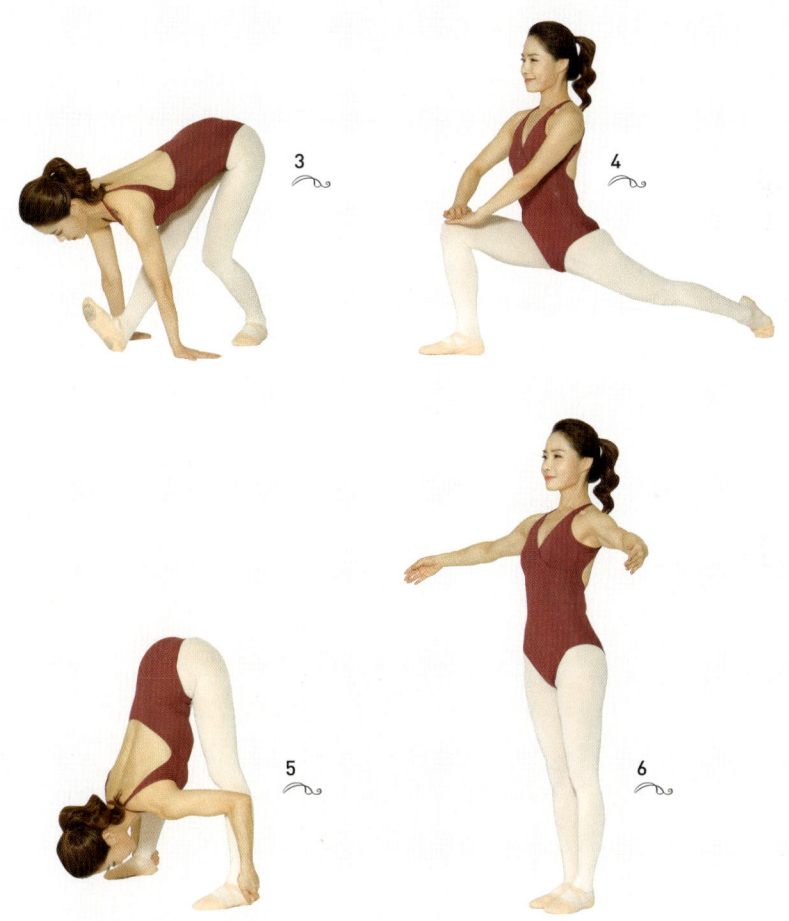

한쌤 뷰티 팁

다이어트의 가장 큰 문제는 우울증에 빠질 확률이 높아진다는 것이다. 남들 눈을 의식하고, 먹을 것을 억지로 참고 다이어트를 하면 가뜩이나 스트레스가 높아지는데 하기 싫은 운동까지 해야 하니 그 과정에서 피로물질이 생성되고 스트레스 지수와 불안감이 함께 높아져서 유리 멘탈이 되기 쉽다.

다이어트를 하면서 우울증에 빠지는 일이 사실 비만보다 훨씬 더 심각한 문제다. 그러니까 슬퍼하거나 자신을 미워하지 말자. 나를 사랑하고 내 건강과 발전을 위해 노력한다고 긍정적으로 생각하자. 그리고 운동을 열심히 하면서 좋아하는 음식도 양을 조절해서 먹고, 맛있는 것도 찾아 먹자. 나를 사랑하고 행복하게 다이어트를 해야 다이어트에 성공할 수 있고 요요현상을 방지할 수 있다.

방송인 박지윤의
아름다운 식단

최근 '욕망 아줌마'라고 자칭할 만큼 일과 육아, 살림까지 잘하고 있는 박지윤은 출산 후 3개월 동안 몸매 관리를 확실하게 했다. 식이조절로 탄수화물을 줄이는 다이어트를 했다. 고구마와 삶은 달걀, 저지방 우유 그리고 아메리카노 등이 주요 메뉴였다. 단 음식을 피하고 저염식 위주의 식사를 했다. 아메리카노 0칼로리, 저지방우유 200밀리리터에 72칼로리, 고구마 보통 크기 1개에 150칼로리, 삶은 계란 1개에 80칼로리로 대략 310칼로리로 한끼 식사를 했다. 하루 1000칼로리로 다이어트를 한 것이다. 또 건강보조식품으로 홈쇼핑방송에서 자신이 광고하는 스무디를 마시며 부족한 영양 보충을 했다.

    그녀처럼 살이 쉽게 찌는 체질은 음식양을 조절할 수밖에 없다. 하지만 체질을 개선하고, 기초대사량을 높이면 조금 더 편안하게 다이어트를 할 수 있다. 많은 스케줄을 소화해야 하는데 지나치게 적게 먹으면 건강도 잃을 수 있고 일상에 쓸 에너지가 없어서 쉽게 지치고 불행해진다. 한 번에 많은 양을 먹는 것을 피하고 저칼로리 음식을 여러 번에 나눠 먹는 것이 건강을 지키고 몸매 유지에 도움이 된다.

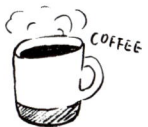

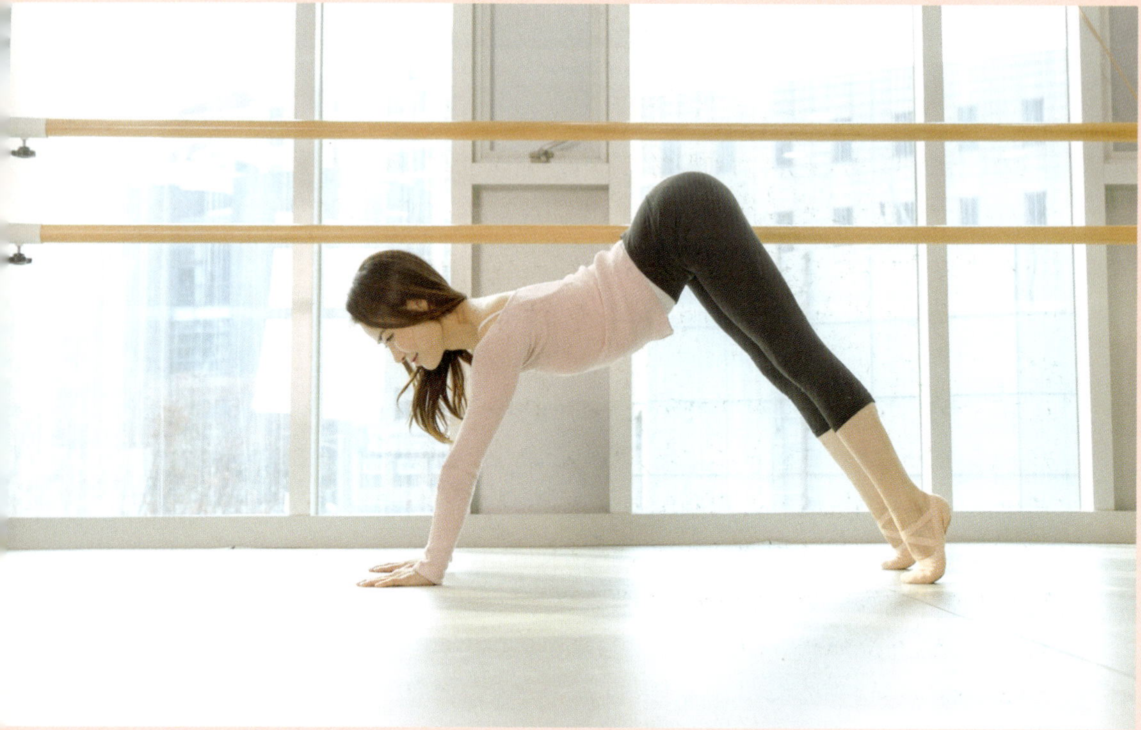

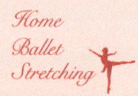

Home Ballet Stretching

균형있고 매끈한 골반 스트레칭
이하늬

배우들의 워너비 스타, 워너비 몸매, 큰언니, 열혈 하늬, 2006년 미스코리아 진 출신 배우 등. 이하늬를 지칭하는 수식어가 참 많다. 그만큼 아름답고 무엇이든 열심이다. 그 외에 내가 본 그녀는 언제나 꿈을 꾸고, 도전하고, 사랑이 많고, 예의 바른, 정말 볼수록 부러운 사람이다.

난 부러워하는 것이 지는 것이라고 생각하지 않는다. 아름답고 좋은 사람들을 만나면서 부러워하는 마음이 생긴다는 것은 나도 닮고 싶은 마음이 있다는 뜻이니까. 그들의 생활 습관과 운동법, 식이요법 등을 물어보고 배워서 나도 따라해보면 되는 것이다. 그들보다 더 열심히 하면 몸매가 더 좋아지고 예뻐질 수 있을 테니까. 많이 부러워하고 많이 따라해보자.

그녀는 미스코리아 진답게 키 키고 몸매 좋고, 얼굴에는 동양적인 매력과 이국적인 매력을 함께 갖고 있다. 예술인답게 감수성도 예민하고, 국내외 장르를 불문하고 다양한 음악을 좋아한다. 몸을 만드는 과정에서도 음악에 심취해 눈을 감고 온몸으로 멜로디를 느끼는 촉이 발달한 그녀. 에너지 넘치는 그녀와 수업하면 나도 집중이 잘 되어서 1시간이 훌쩍 지나간다.

이렇게 완벽해 보이는 그녀에게 무슨 문제가 있을까 싶었다. 하지만 이하늬에게도 남들은 모르는 자신만의 문제가 있었다. 고등학교 때는 통통했고, 평소 관리를 안하면 살이 찌는 체질이었다. 또한 어려서부터 가야금을 연주했고 대학교에서 가야금을 전공했으며 지금도 가야금 공연을 위해 꾸준히 연습을 많이 하는 생활 및 직업 특성에서 피할 수 없던 문제가 있었다.

가야금 연주 자세를 살펴보면 상체를 약간 앞으로 구부리고 손가락으로 현을 뜯는다. 그러다보니 상체가 앞으로 굽고 어깨는 앞으로 말리면서 팔도 역시 앞으로 굽어 오랜 시간 동안 통증을 느꼈지만 참아낼 수밖에 없었다. 또한 한쪽으로 치우친 자세로 앉아서 가야금을 오래 연습하다 보니 골반이 점점 비대칭으로 변형되었다. 발레 스트레칭으로 이것을 교정하고 싶다고 말했다.

남들이 보기에는 살 뺄 곳이 없고 무엇이 문제인지도 모른다. 하지만 누구나 자기 기준에는 심각한 문제가 있고 더 아름다워지고 싶다는 욕구가 있다.

특히 여배우들은 남들에게 보여지고, 늘 카메라를 사이에 두고 많은 사람들이 자기를 지켜보고 있기에 긴장을 늦출 수 없는 것 같다.

나는 2단계 프로그램을 준비했다. 어깨를 교정하기 위해 승모근과 등 근육을 최대한 잡아주고 견갑골을 빼서 어깨 회전을 시켜 좀 더 부드러운 팔선과 등선을 만드는 것이 1단계다. 좌우 비대칭이고 말려있는 골반을 좀 더 펴서 바른 자세로 만드는 것이 2단계였다. 1단계와 2단계를 따로 실행하지 않고 한 프로그램에 섞어 구성했다.

발레 스트레칭이라 하면 일반적인 발레 동작만으로 이루어지는 것이 아니다. 개인별 체형에 따라 근육과 뼈를 바로잡아 교정을 할 수 있다.

타고난 몸매를 망가뜨리기는 쉽지만 잘못된 곳은 알아도 고치거나 바로잡기는 어렵다. 전문가에게 처방받아 틀어진 뼈를 바로잡고 잘못 만들어진 근육을 바르게 만들어서 운동을 이어가면 반드시 체형이 교정된다.

이렇게 기본에 충실해서 몸을 다듬고 만들어 간다면 발레 스트레칭은 하나도 어렵지 않고 즐겁다. 발레가 어렵다고 느끼는 것은 몸의 준비는 안되고 마음만 앞서 욕심을 부리기 때문이다.

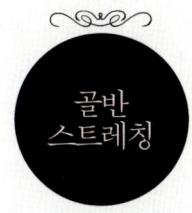

골반 스트레칭

1 양쪽 다리를 앞으로 쭉 편다.

2 오른쪽 다리를 구부려 왼쪽 무릎과 오른쪽 무릎을 포갠다.

3 상체를 숙여 오른쪽 골반을 교정한다. 반대쪽도 반복한다.

4 양다리를 쭉 펴고 허리를 곧게 세우며 양손을 엉덩이 옆에 둔다.

5-6 양쪽 발바닥을 붙여 나비 자세를 만들고 상체를 천천히 앞으로 숙인다.

7 반대쪽도 반복한다.

1

2

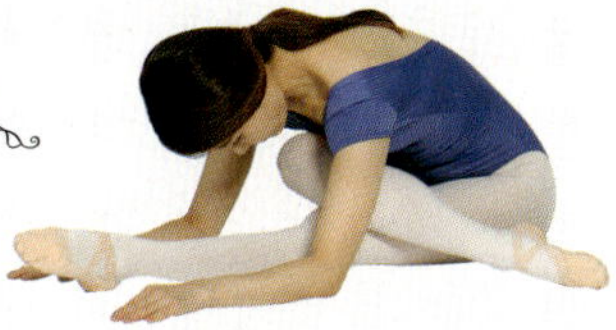

3

4

5

주의사항

무리하게 앞으로 숙이지 말자. 무릎이 바닥에 닿지 않아도 된다.

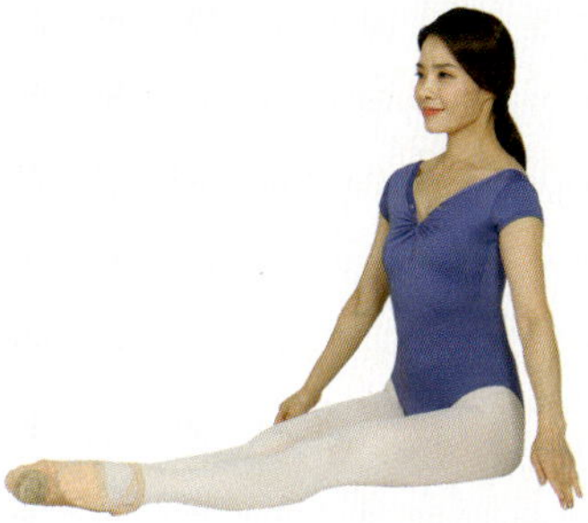

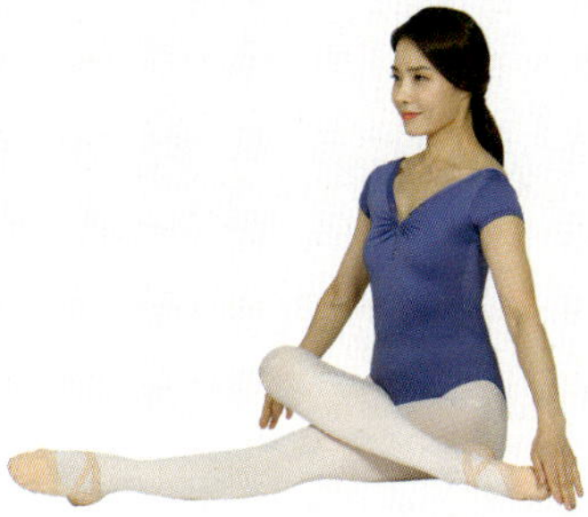

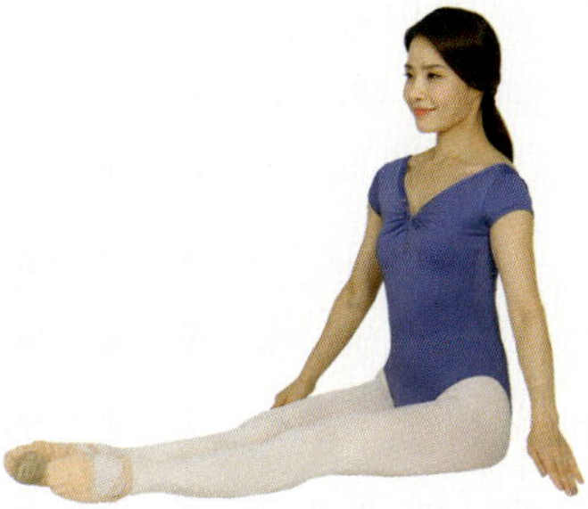

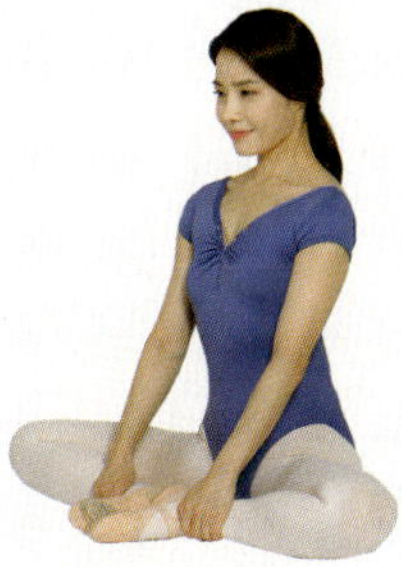

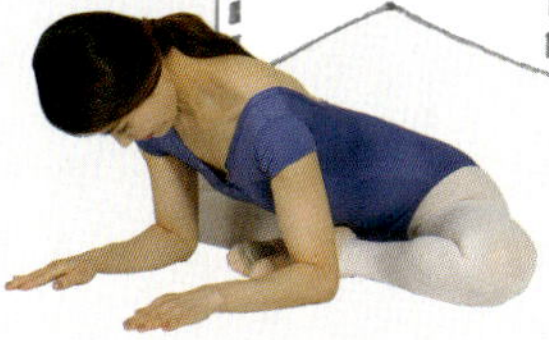

6

한쌤 뷰티 팁

성인 여자 하루 권장 칼로리는 많이 알려진대로 1800~2200칼로리 정도이다. 하지만 이건 단순 수치일 뿐 개개인이 갖고 있는 몸의 특성, 키와 몸무게, 생활 습관과 직업 등에 따라 값이 달라진다.

일반적으로 성인 여자 권장 칼로리는 '표준 체중×활동량'으로 계산한다.

표준 체중 계산법: (키-100)×0.9
활동량 수치: 보통 움직임이 잘 없는 경우는 25, 육체노동을 많이 하거나 운동을 꾸준하게 많이 하는 경우는 40으로 계산하면 된다.

예를 들면 내 키가 165센티미터이면 표준 체중은 (165-100)×0.9=58.5 활동량은 보통 사무직이고 운동을 안한다면 25이니 칼로리를 계산하면 58.5×25=1462.5가 나온다. 내게 필요한 하루 칼로리가 바로 이것이다.

여배우 이하늬의
아름다운 식탁

그녀는 채식 위주 식습관을 하는 것으로 유명하다. 열량은 적고 영양이 풍부하게 다시마와 두부, 감자를 즐겨 먹는다.

감자는 적은 열량으로 포만감을 줘서 다른 음식 섭취를 줄일 수 있는 장점이 있다. 간식으로 샐러드를 주로 먹고 칼로리가 적은 아몬드 브리즈를 주로 마신다.

보통 성인 여자의 하루 권장 칼로리를 2000칼로리로 보지만 개인별 키나 몸무게에 따라 칼로리를 다르게 고려해서 먹어야 한다. 이하늬의 큰 키와 골밀도나 근육을 고려하면 너무 적게 먹어도 안된다.

일반적으로 살이 찌는 것은 단순히 많이 먹어서가 아니다. 오히려 너무 적게 먹으면 에너지나 신진 대사가 떨어져 영양 불균형으로 부종이 오거나 쉽게 지치거나 피로감만 올 수 있다.

탄수화물은 적게 먹되 쌀과 밀가루 대신 감자를 먹고 육류 대신 단백질 섭취를 위해 두부나 아몬드 브리즈를, 비타민과 무기질을 섭취하기 위해 채소나 과일을 먹는 것은 탁월한 선택이다.

이렇게 나의 체질을 알고 먹는 것을 조절하면 건강하고 가벼운 몸을 만들 수 있다.

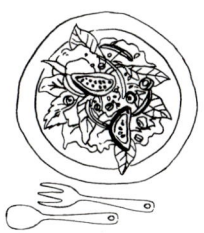

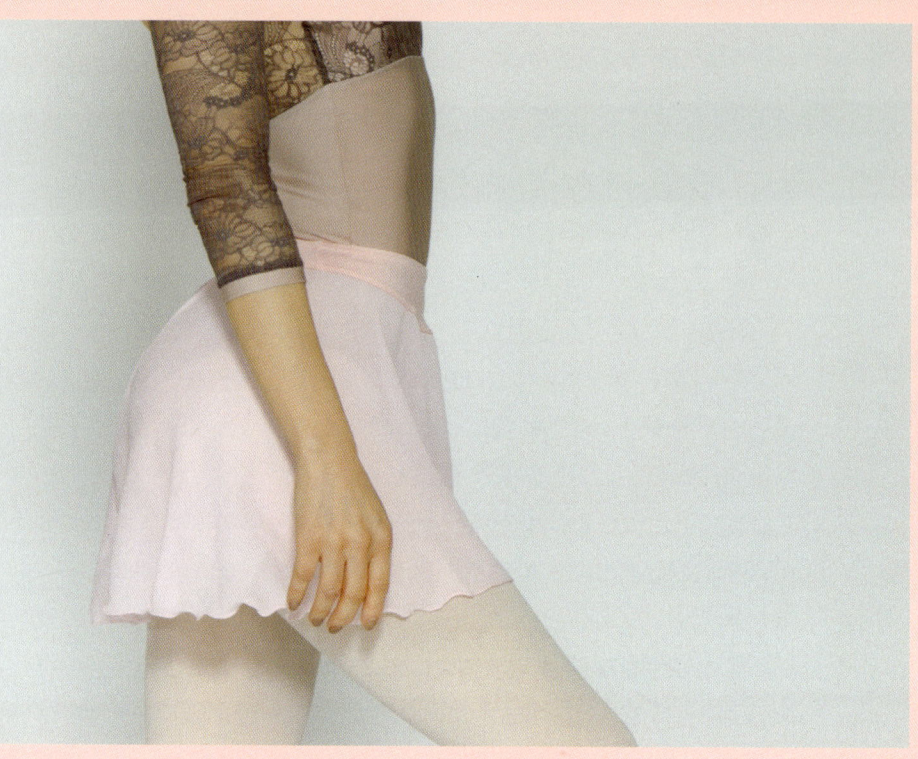

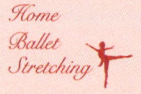
Home Ballet Stretching

누구든 만들고 싶은 탄탄한 엉덩이
최지우

최지우씨가 우리 발레 스튜디오 문을 열고 들어오는데 처음에 아무 말도 하지 못하고 바라만 봤다. 이래서 '지우히메'라고 불리는구나. 아름다운 여신 강림이었다. 우와~! 뒤에서 후광이 쫙 빛나고 아우라가 있어 입이 다물어지지 않는 느낌.

그녀는 170센티미터가 넘는 큰 키에 여리여리한 몸매를 가졌다. 실물이 훨씬 우아하고 아름답다고 표현하는 것이 아쉬울 만큼 정말 멋지다.

그녀와의 수업이 설레고 기다려졌다. 그녀는 행동과 생각, 몸, 뼛속까지 우아함을 타고났다. 어릴 때 발레를 해서 어느 정도 기본 실력을 갖추고 있었고, 발레리나처럼 몸의 선을 더 만들고 유연한 몸짓으로 풍부한 표현력을 갖고 싶어 했다.

먼저 그녀의 어깨선을 만들기 위해 어깨·팔 스트레칭에 집중했고 뒤에서 봐도 꼿꼿하고 잘록한 허리선을 강조하기 위해 허리 옆선 스트레칭을 열심히 진행했다.

생각보다 옆선 스트레칭이 쉽지는 않다. 나도 안하다 가끔 하면 근육이 당기는 느낌 때문에 아프기도 하다. 허리와 복부에 힘이 있어야 밸런스를 잡을 수 있기 때문에 내근력이 많이 필요한 동작이다. 대부분 스트레칭을 할 때 아파서 저절로 "에구구" 소리를 내고 "그만하면 안되냐"고 떼도 쓴다. 고통을 호소하고, 얼굴은 점점 찌그러지고 힘들어 한다. 그런데 최지우는 힘든 동작을 해도 미소를 잃지 않는다.

정말 놀랐고 그녀에게 많이 배웠다. 괜히 스타가 아니라고 생각했다. 늘 미소와 웃음이 얼굴에서 떠나지 않기가 쉽지 않은데 강철 멘탈을 가진 최지우였다. 그녀도 안 아픈 게 아니다. "잠깐 아프지만 이것이 내 몸을 발전시키기 위해 아픈 것이고, 이 시간은 분명 지나가며 피할 수 없다면 즐기는 것"이라고 이야기했다. 정말 맞는 말이다. 내가 발전하기 위해 아픈 것이고, 계속 아픈 게 아니라 이 시간은 분명 지나간다. 익숙해지면 분명 아프지 않게 되는 날이 온다. "피할 수 없다면 즐기자"는 말을 많이 듣는데 막상 실천하기는 어렵다. 하지만 그녀는 실행에 옮긴다. 나도 그날 이후로 수업 시간이나 개인 연습 때 힘들고 지칠수록 그 말을 기억하며 더 많이 웃는다. 신기한 것은 아프다고 말하면 더 아픈데 웃으면 덜 아프다. 역시 그녀는 아름답고 지혜롭기까지 하다.

최지우도 나이 먹는 게 두려울까? 점점 더 예뻐지는 것 같아 궁금할 때가 있었다. 그녀는 "놀리지 말라"며 자기도 나이가 신경쓰이고 탄력이 떨어져서 시술 받고 싶을 때가 많았지만 그런 조급증을 잠재우고 자연스럽게 나이를 먹고 분위기를 살리는 것을 더 고려한다고 말했다.

최지우의 신체 장점을 하나 더 말하자면 하체가 길고 골반이 정말 예쁘다. 어깨선을 만드니 골반과 밸런스가 맞아 지금 상태를 유지하기 위한 스트레칭을 시작했다.

허리살이 안 생기도록 조심해야하고 엉덩이 근육을 발달시켜 힙선을 살리기 위해 옆선 다음으로 엉덩이 운동에 집중했다.

한쌤 뷰티 팁

운동 후 샤워할 때 얼굴에 비누 세안을 가장 나중에 한다. 먼저 씻으면 피부가 건조해지고 따뜻한 물에 노출되어 모공이 넓어진다. 그리고 물기를 닦기 전에 스킨을 바르고 피부가 건성이라면 몸 전체에 저렴한 스킨 화장품을 구입해서 바른다. 거기에 로션을 바르고 극건성이라면 겨울에 바디로션에 오일을 살짝 섞어서 함께 발라준다. 지성 피부라면 스킨을 바르고 로션을 가볍게 발라 마무리 한다.

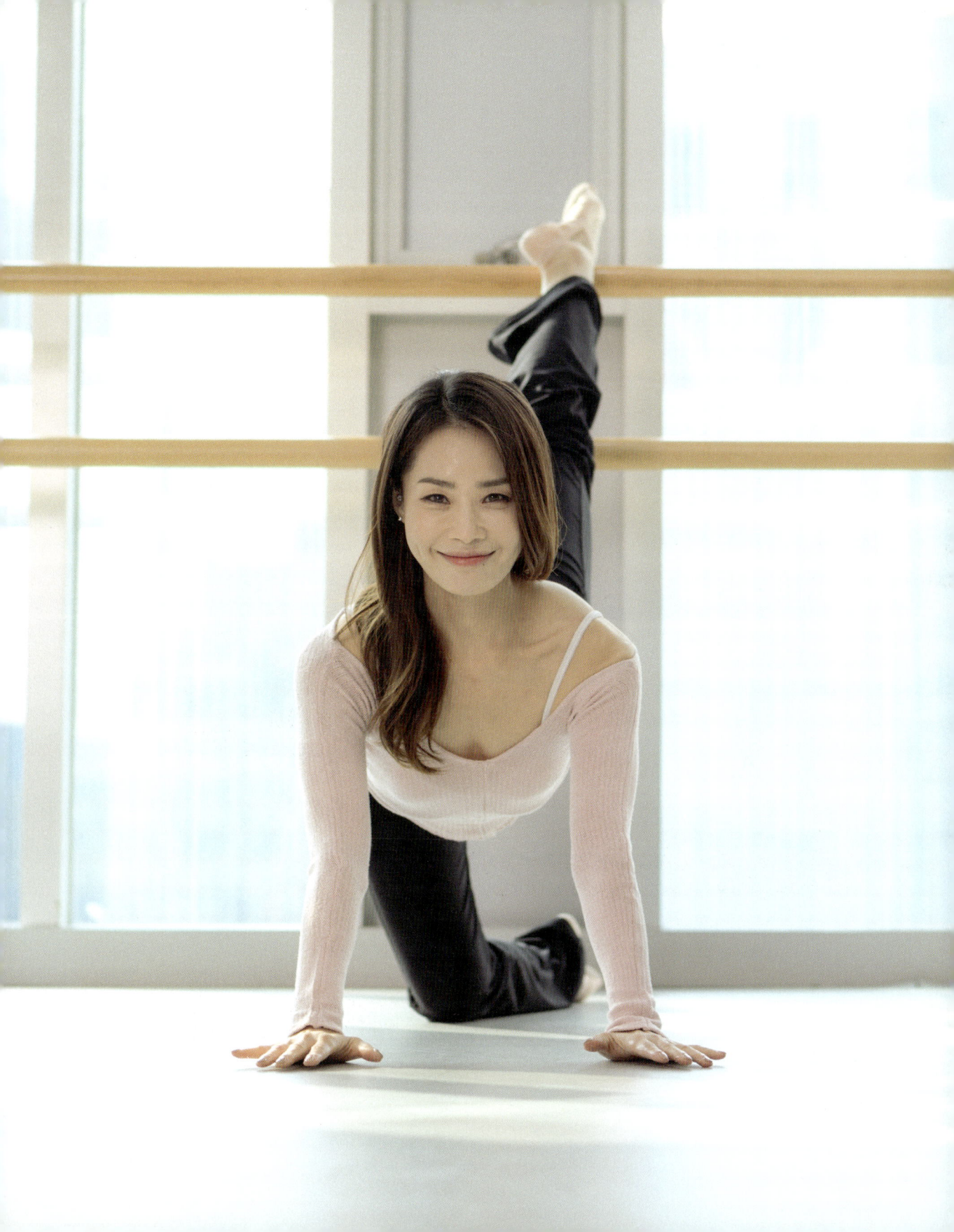

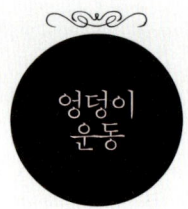

엉덩이 운동

1. 두 다리를 구부려 11자로 세우고 뒤꿈치가 엉덩이 뒤에 닿을 듯이 놓는다.
2. 엉덩이 힘으로 골반을 밀어 올린다는 생각으로 엉덩이를 든다.
3. 바닥에 닿지 않게 엉덩이를 내린 뒤 바로 올라간다. 30회 반복한다.
4. 엉덩이 들고 밸런스를 10초 동안 유지한다.
5-7. 두 다리를 앞으로 살짝 밀어 세운다. 똑같은 방법으로 30회 반복한 뒤 10초 동안 밸런스를 유지한다.
8-9. 뒤꿈치를 들어 올린 뒤 30회 반복한 뒤 10초 동안 밸런스를 유지한다.

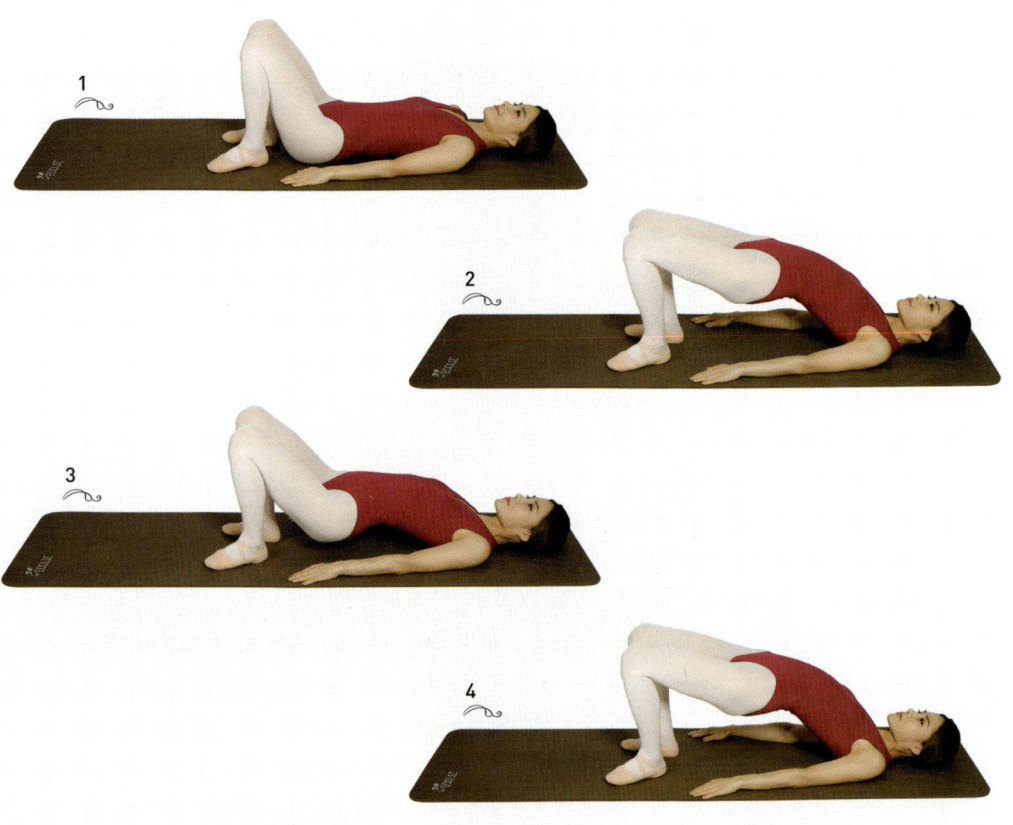

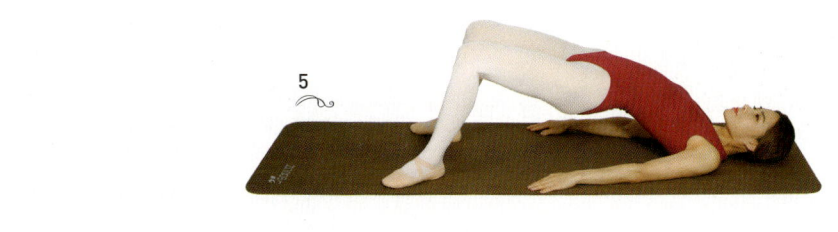

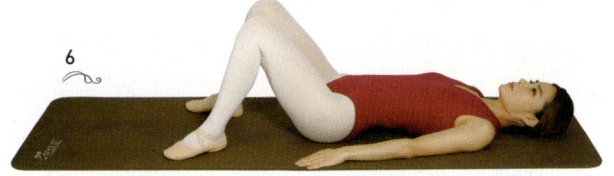

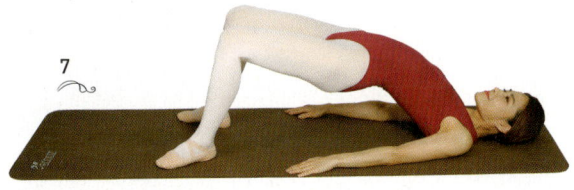

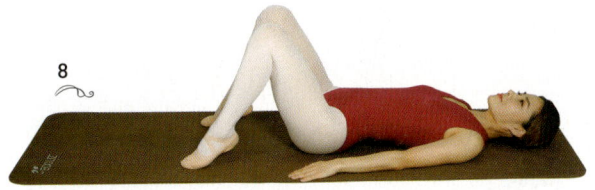

주의사항

다리를 내릴 때도
힘을 풀지 말고
엉덩이를 조인다.

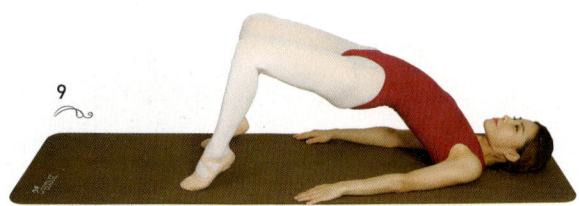

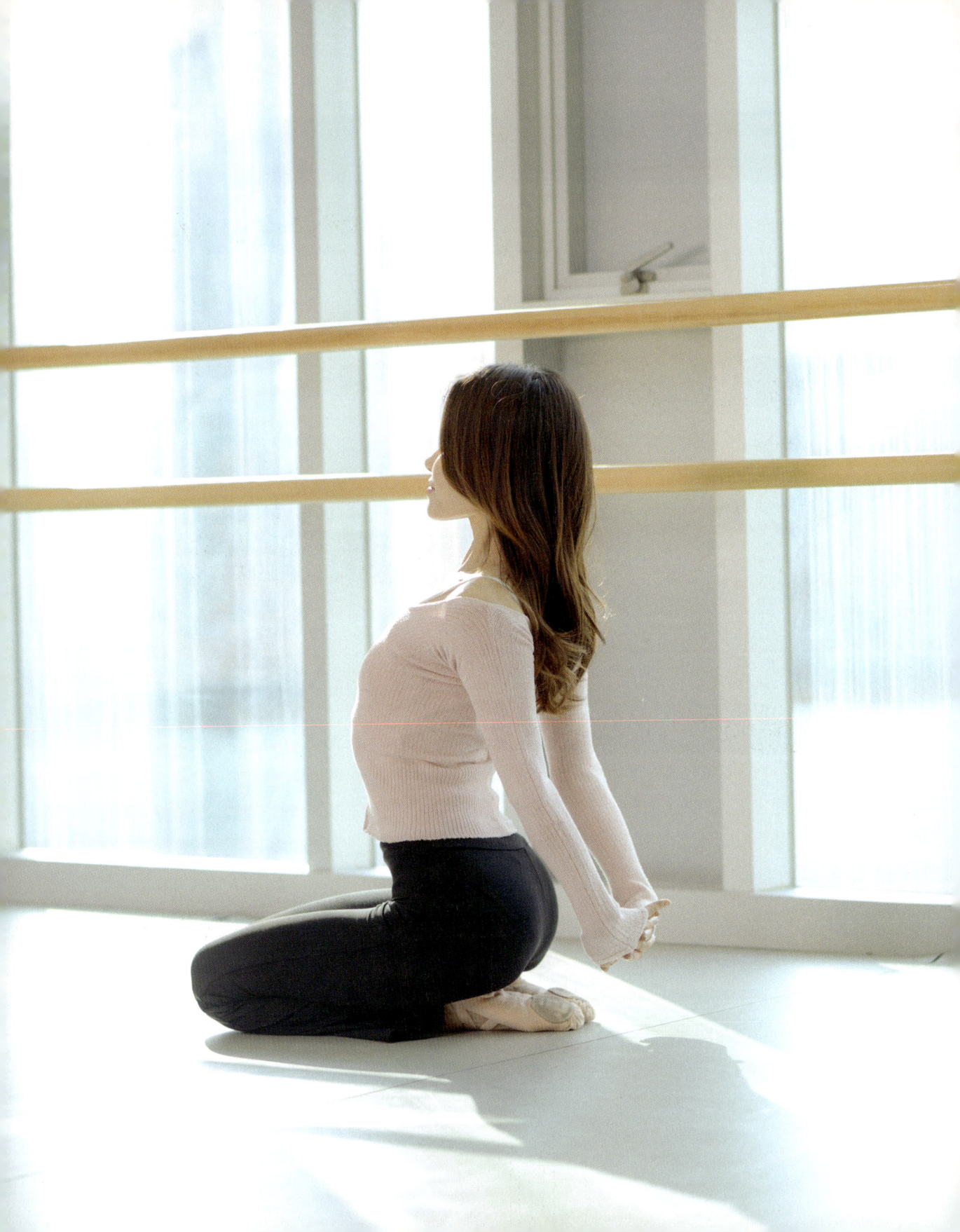

여배우 최지우의
아름다운 식탁

편식할 것 같고 순대, 족발 등은 안 먹을 것 같은데 다양한 음식을 골고루 먹는 그녀. 대신 포만감을 느낄 만큼 먹지는 않고 양을 조절해서 먹는다.

간식으로 즐겨먹는 것은 요구르트, 콜라비. 체중이 좀 늘어난 기분이 들면 플레인 요구르트를 자주 먹는다. 자주 먹어 지겹거나 가끔 맛없다고 느끼면 견과류나 베리류, 혹은 꿀을 넣어서 먹으면 씹는 즐거움과 단 맛을 느낄 수 있다.

아침 식전에 먹으면 변비에도 좋다. 또한 늦은 밤에 배고플 때도 요거트로 식욕을 달랜다. 위에 부담도 적고 단백질과 칼슘도 섭취할 수 있다. 그러나 원푸드 다이어트는 반대한다. 다양한 영양소를 섭취해야 건강에 무리되지 않는다. 아무리 좋은 음식이라도 한 가지만 계속 반복해서 먹는 것은 몸에 문제를 일으킨다.

그녀가 즐겨먹는다고 해서 나도 콜라비를 검색해보니 장점이 많고 내게 필요한 것 같아 함께 먹게 되었다. 피로회복, 성인병 예방에도 좋고, 칼슘, 비타민 C 함유량이 높으며, 항암효과도 있다. 섬유질이 많아 변비에도 좋고 소화를 촉진시킨다. 눈에도 좋다니까 요즘처럼 휴대폰과 컴퓨터를 계속 들여다보는 세대에게 꼭 필요하다. 요리 방법도 간단하다. 무처럼 썰어서 휴대하며 먹어도 되고, 깍두기, 생채, 무찜, 국, 장아찌, 샐러드 등으로 요리해 다양하게 즐길 수 있다.

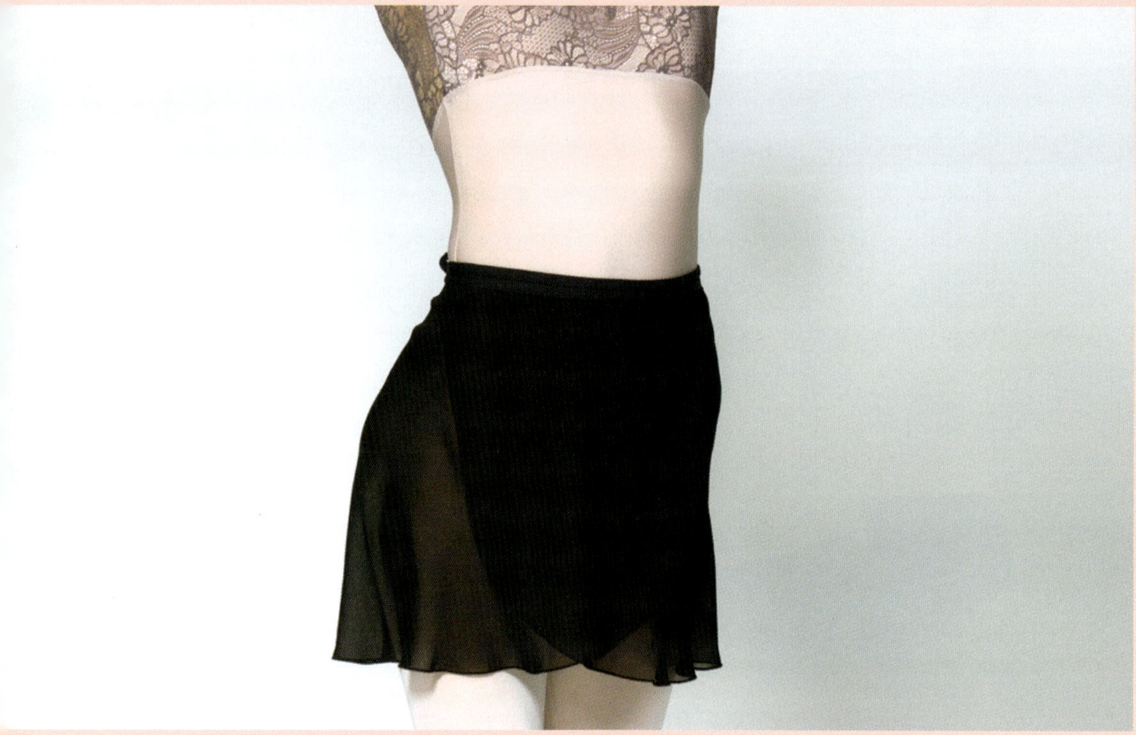

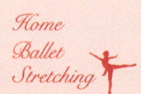

Home
Ballet
Stretching

정돈된 골반, 안근육 늘리기
한혜진

배우 한혜진을 보자마자 가수 박진영의 〈그녀는 예뻤다〉라는 노래가 입가에 맴돌았다.

'그녀는 너무 예뻤어 / 하늘에서 온 천사였어 / 그녀를 난 사랑했어 / 우리들은 행복했어…'

이 노래를 저절로 흥얼거리게 할 만큼 그녀는 참 밝은 에너지를 가졌다. 아담한 체형에 정돈된 옷차림, 참 곱고 단아하다. 또 어찌 보면 이지적이고 섹시하고 귀엽기까지 하니 팔색조 매력을 지녔다.

배우는 그녀의 천직이다. 배역을 소화해내려면 나를 바꿔 또 다른 나로 살아야하기 때문이다. 그녀는 다양한 매력과 모습을 지녀 배우로서 굉장한 강점이 있다.

어느 날부터 그녀는 토크쇼 〈힐링 캠프〉의 진행자로 활약했다. 배우는 대본에 있는 말을 자기의 언어로 소화하며 전한다. 한편 진행자는 누군가의 이야기를 전하는 자리기에 따뜻함과 위트도 겸비해야 한다. 모르는 사람들은 처음에 의외라고 생각했을 수도 있다. 하지만 매력이 더 많이 드러나면서 시청자들에게 편안함과 따스함, 신뢰감을 줄 수 있어 난 참 현명한 선택이라는 생각이 들었다. 이경규와 김제동이라는 두 베테랑 MC 사이에서도 존재감을 발휘하는 그녀는 편안한 분위기를 만들어 게스트들의 긴장을 풀어주고 더 많은 이야기를 끄집어내는 역할을 톡톡히 했다.

'한혜진국'이라는 별명처럼 매 순간 진심이 느껴지는 이 아름다운 배우는 두렵게 느껴질 수 있는 새로운 모험과 도전조차 가슴이 설레서 행복을 느낀다고 자신 있게 말했다.

긍정적인 그녀는 믿음이 충만하다. 또 자신에게 허락된 모든 시간을 알차게 보내며 특히 남을 위한 마음이 커 봉사도 많이 한다.

바쁜 스케줄로 자신을 위한 시간이 많지 않았지만 운동할 시간을 겨우 만들었다. 스튜디오에 찾아온 그녀는 발레 스트레칭으로 동글동글한 체형을 쫙 펴고 싶다고 말했다. 어깨와 팔 스트레칭으로 예쁜 어깨선을 만들고 등을 곧게 펴는 등 운동을 했다. 또한 옆구리 운동으로 뒤 허리선도 만들었다.

　힘든 내색 하나 없이 웃으면서 수업에 열심히 임하며 복습도 열심히 하던 그녀. 그 결과 남들보다 몸의 변화가 빠르게 나타났고 나 역시 가르친 보람을 느꼈다.

　성숙한 인성을 가진 그녀를 보면 안정감이 느껴진다. 겉보기에 화려하지만 참 힘든 배우의 길. 처음 그 화려함만 보고 달려갔다가 보이지 않던 어두운 그림자를 발견하며 힘들어하는 배우들도 많은데 그녀는 꾸준히 노력한다. 언제 어디서든 노력을 아끼지 않는 그녀가 참 대단하다. 지금은 축구선수 기성용의 아내이자 아이 엄마로 생활하며 방송에서 잘 볼 수 없고 한국에도 없어 전처럼 자주 만날 수 없으니 아쉬울 뿐이다. 특유의 밝고 고운 에너지를 잔뜩 안고 찾아와 더 많은 활약을 펼칠 그녀의 복귀를 기다린다.

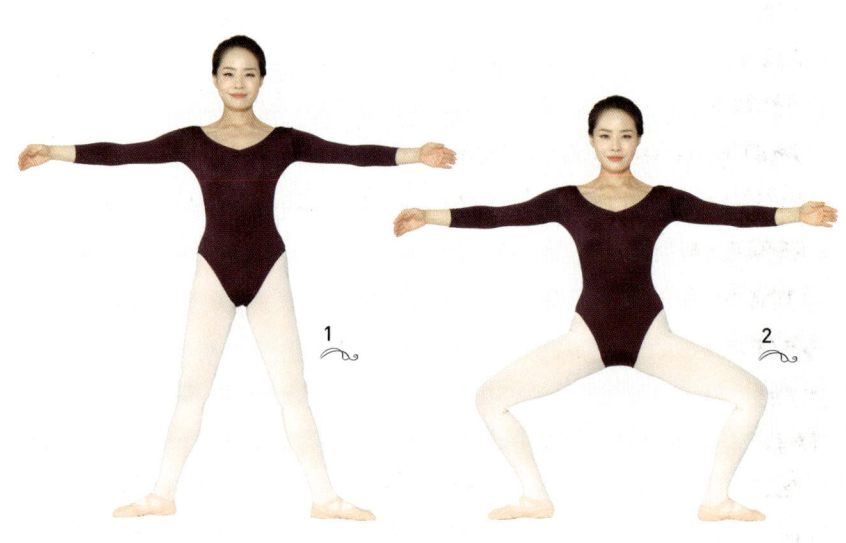

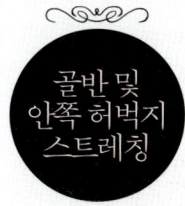

골반 및 안쪽 허벅지 스트레칭

1   다리는 2번 자세를 취하고, 팔은 알라스꽁드 자세를 취한다.
2   무릎을 구부려 플리에 동작을 취해 안근육이 당기는 느낌을 받는다.
3   무릎은 살짝 편다.
4   팔은 알라스꽁드 자세를 취하고 무릎을 구부렸다 폈다를 8회 반복한다.
5   다리를 2번 자세로 돌아오고 팔은 앙바 자세를 취한다.

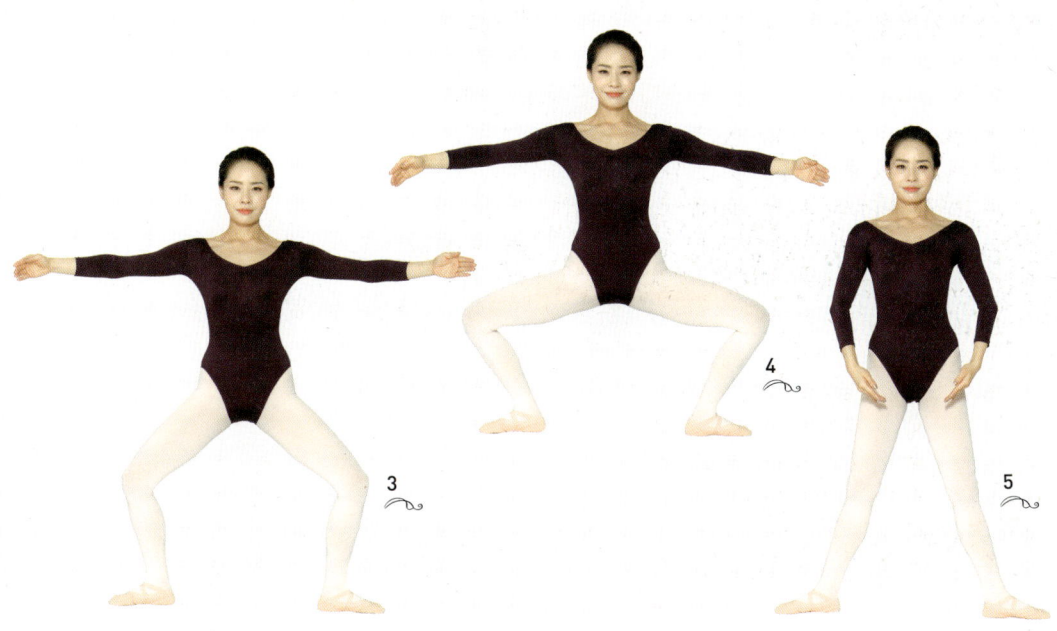

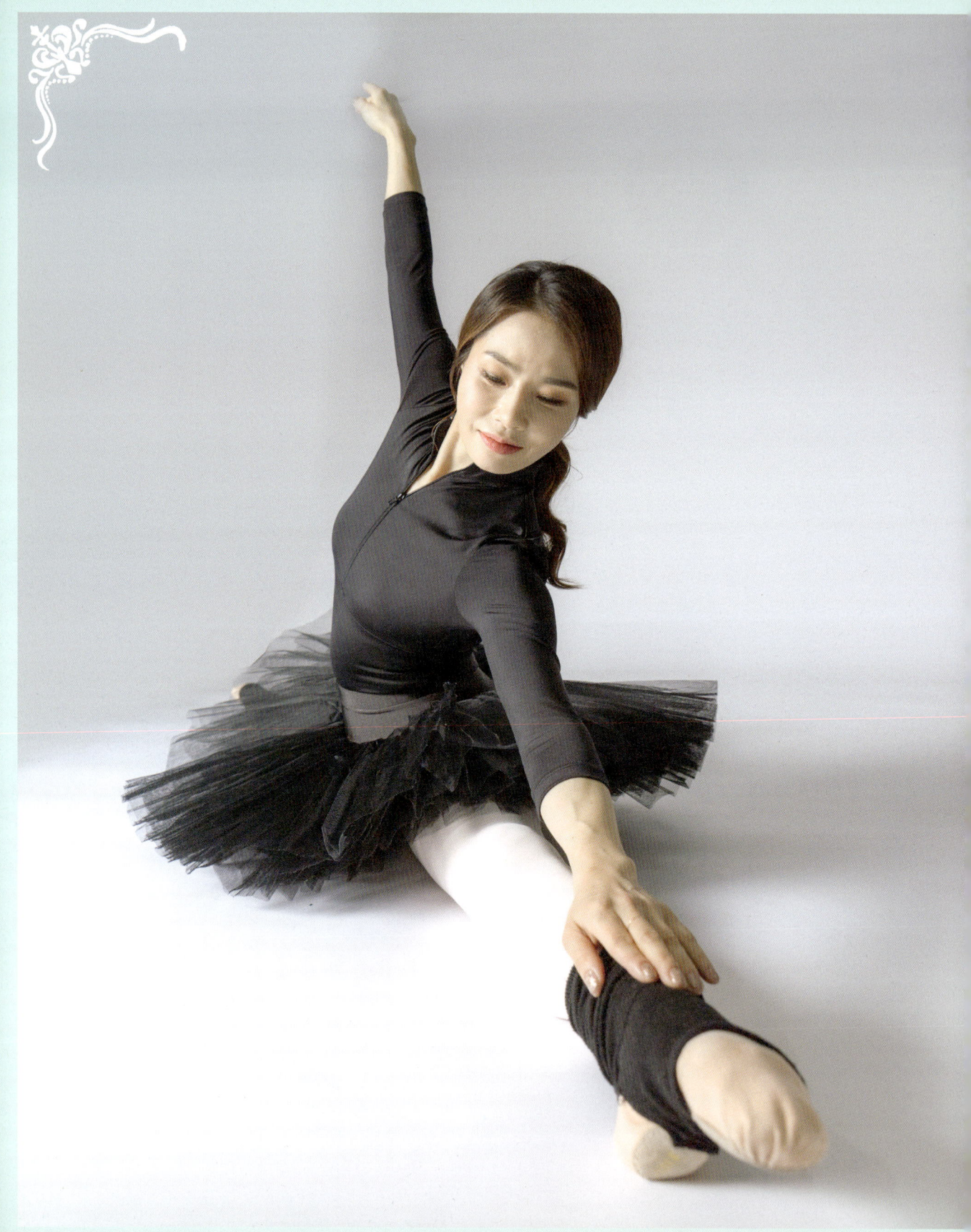

4

아침부터 밤까지
여배우 온몸 스트레칭

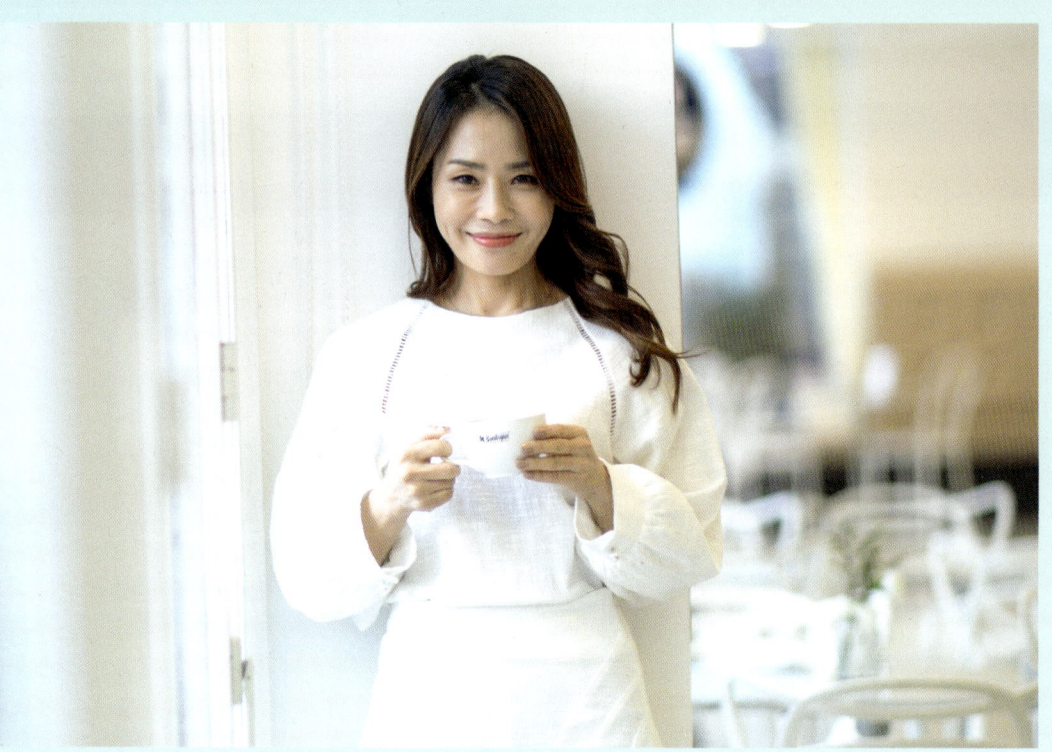

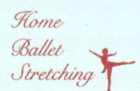
Home
Ballet
Stretching

아침을 깨우는
얼굴 스트레칭

아침에 얼굴 스트레칭을 하면 좋은 점은 얼굴 부종 및 노화 방지에 효과가 있다는 것이다. 배우들은 작품을 시작하거나 연기를 연습할 때 많은 대사를 소화하기에 얼굴 근육이 쉽게 경직된다. 그리고 사람들이 많이 알아보다보니 길을 걷거나 밥 먹으러 갈 때도 입꼬리를 항상 올려서 늘 밝게 웃는다. 표정에 신경을 쓸 수밖에 없어서 입근육에 경련이 일어날 때도 있다. 연예인들이 마스크나 선글라스로 얼굴을 가리는 것이 단순히 남들이 알아보는 것이 싫어서가 아니라 일상에서도 표정 관리를 해야 하기 때문이다.

얼굴에도 몸처럼 큰 근육은 아니지만 많은 근육과 혈관들이 있다. 몸에 비해 피부가 얇고 근육층이 두텁지 않아 잘 느끼지 못하지만 표정에 따라 주름이 생긴다. 나이가 들수록 볼이나 눈 밑 피부가 푹 꺼지고 나머지 근육은 두터워져서 얼굴의 표면이 매끄럽지 못하다. 특히 늘 웃는 얼굴을 해야 하는 여배우들은 눈가와 입가에 주름이 많이 잡힐 수밖에 없다. 그러므로 얼굴 스트레칭을 자주 해준다.

이 스트레칭을 하면 얼굴빛이 환해지고 어떤 표정이든 근육이 골고루 느껴져서 얼굴 근육이 쉽게 경직되지 않는다.

아침에 얼굴을 위해 5~10분을 투자한다면 하루가 상쾌하고 고운 얼굴을 만들 수 있다. 주의할 점은 피부가 얇은 사람들은 아주 가볍게 얼굴 스트레칭을 해주어야 피부가 늘어지지 않는다는 것이다.

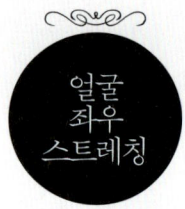

얼굴 좌우 스트레칭

● 나이를 들어 보이게 하는 팔자주름을 방지하고 뺨을 탄력있게 만드는 방법이다.

1 양손을 귀쪽에 가깝게, 얼굴을 감싸듯이 가볍게 올려놓고 살을 바깥으로 살짝 당긴다.
2 입을 오므려 앞으로 살짝 내민 후 오른쪽으로 보내 왼쪽 볼이 당기는 느낌이 들도록 스트레칭 한다. 반대쪽도 반복한다.

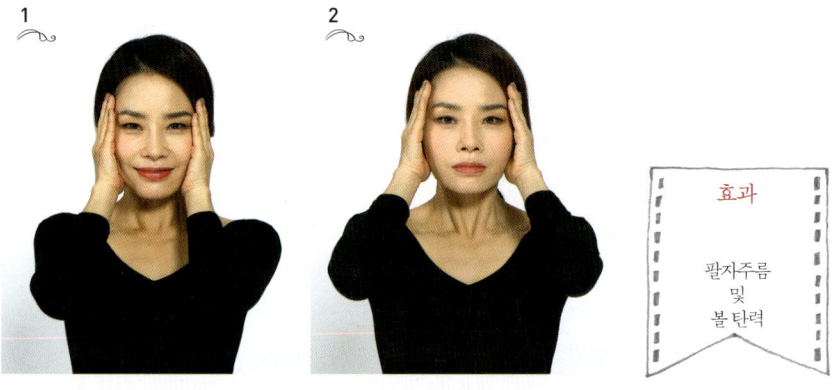

효과

팔자주름 및 볼 탄력

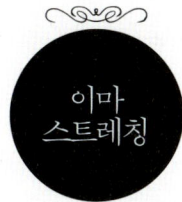

이마 스트레칭

- 먼저 찡그리는 버릇을 없앤 뒤 꾸준히 하면 주름 예방 및 개선 효과가 있다.

1. 오른손을 이마에서 머리 쪽에 가까운 곳에 둔다.
2. 눈썹이 당겨 올라갈 정도로 오른손으로 이마를 위로 밀어 올린다.
   8초 동안 유지한다. 3회 반복한다.
3. 왼손의 검지와 중지를 왼쪽 관자놀이에 둔 뒤 아래로 당긴다.
   8초 동안 유지한다. 3회 반복한다.

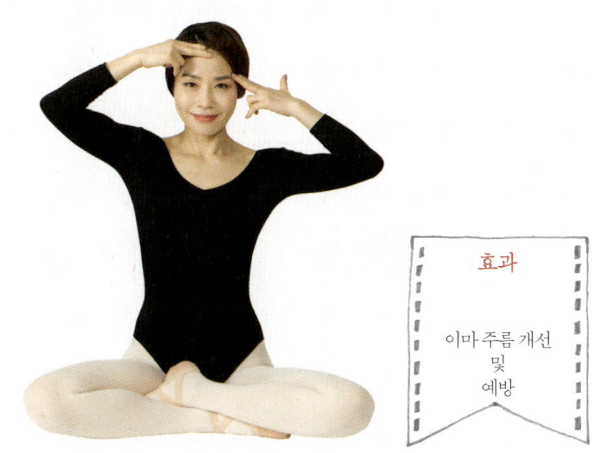

효과

이마 주름 개선 및 예방

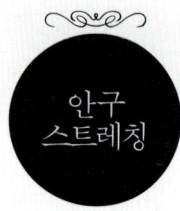

안구 스트레칭

- 컴퓨터나 휴대폰 등을 하루 종일 보고 있다 보니 눈이 혹사당한다.
  한 시간에 한 번씩이라도 눈을 감고 조용히 쉬어주자.
  먼 곳을 응시하거나 눈을 자주 깜빡여서 눈을 지켜주자.
  이 스트레칭을 자주 해주면 눈이 덜 피로해지고 안구건조증도 나아질 수 있다.

1. 눈을 감고 오른손은 오른쪽 눈꺼풀 위에, 왼손은 왼쪽 눈꺼풀 위에 올려 놓는다.
2. 눈동자를 좌우로 움직이기. 10회 반복한다.
3. 눈동자를 위아래로 움직이기. 10회 반복한다.
4. 시계 방향으로 눈동자 빙글빙글 돌리기. 10회 반복한다.
5. 반시계 방향으로 눈동자 빙글빙글 돌리기. 10회 반복한다.
6. 마지막으로 손으로 눈꺼풀을 꾹 눌러 10초 동안 유지한다.

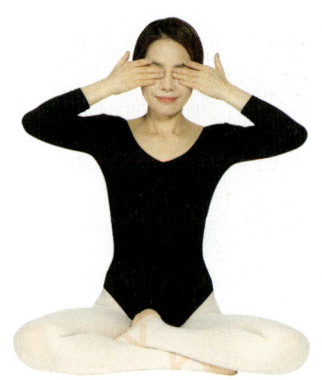

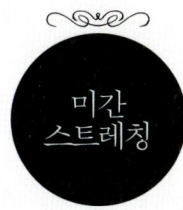

미간 스트레칭

- 신경 쓸 일이 많거나 두통이 심하면 자연스럽게 미간을 찡그리게 되는데 미간에 11자 주름이 잡히는 주원인이 된다. 미간에 주름이 잡히면 늘 짜증나 있거나 예민한 사람으로 보이기 쉽다. 두통이 생기면 약을 먹고 시력이 안 좋으면 안경이나 렌즈를 새로 맞춰서 문제를 해결하자. 이 스트레칭을 자주 해주면 11자 주름을 예방·개선할 수 있다.

1 오른손 검지를 오른쪽 눈썹 앞머리에, 중지를 왼쪽 눈썹 앞머리에 댄다.
2 미간이 당기도록 양 손가락으로 미간을 늘려준다. 8초 동안 유지한다. 3회 반복한다.

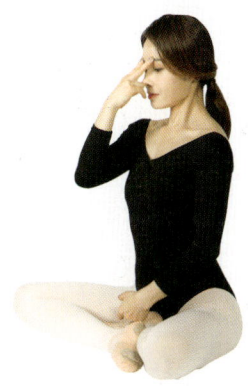

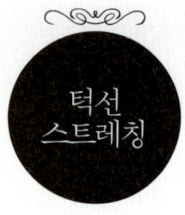

턱선 스트레칭

- 몸무게에 변화가 없는데 살쪘냐는 소리를 듣거나, 나이가 어린데도 턱선이 흐릿하다면 턱선 스트레칭이 필요하다. 턱선이 무너지는 것을 가만히 두면 두 턱이 될 수도 있으므로 틈틈이 이 스트레칭을 한다.

1　양손 엄지손가락을 들어 턱 아래에 대고 턱선을 따라 귓쪽까지 당겨준다.
2　귀 아래 푹 들어가는 귀 림프선을 꾹 눌러 8초 동안 유지한다. 3회 반복한다.

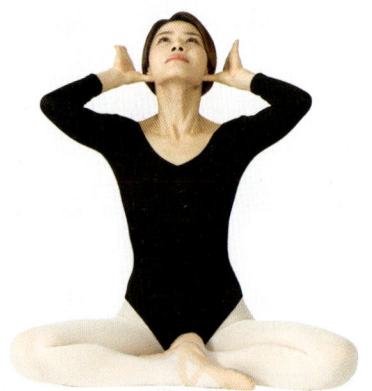

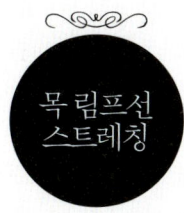

목 림프선 스트레칭

- 별일이 없는데 쉽게 피곤하거나 피부가 푸석푸석해 보인다면
  림프 순환이 원활하지 못해서이다. 림프선은 음식의 영양성분을 운반하는
  통로로 이 통로가 막히면 쉽게 피곤해져 피부가 푸석해지고, 면역력도 떨어진다.
  자주 마사지해주고 스트레칭 하는 것이 중요하다. 림프선은 온몸에서 찾을 수 있지만,
  그중에서도 목과 겨드랑이, 사타구니에 많이 모여 있다.
  너무 세게 마사지하면 림프절이 손상될 수도 있으므로 가볍게 마사지한다.

1 목 림프선이 지나가는 길인 목덜미에 손을 둔다.
2 양손의 엄지와 검지를 이용해 림프선을 따라 내려오며 스트레칭 한다.
   3회 반복한다.

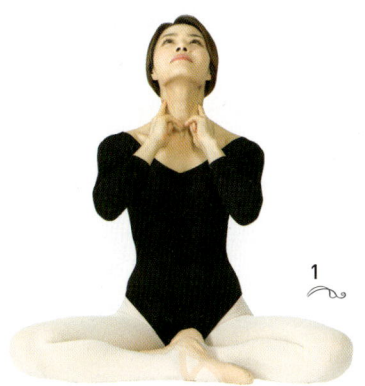

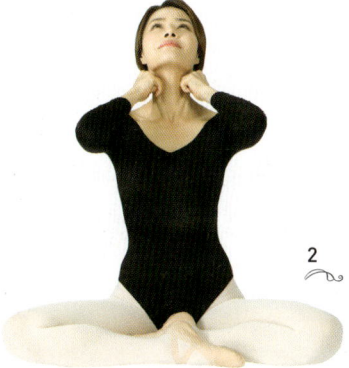

Home
Ballet
Stretching

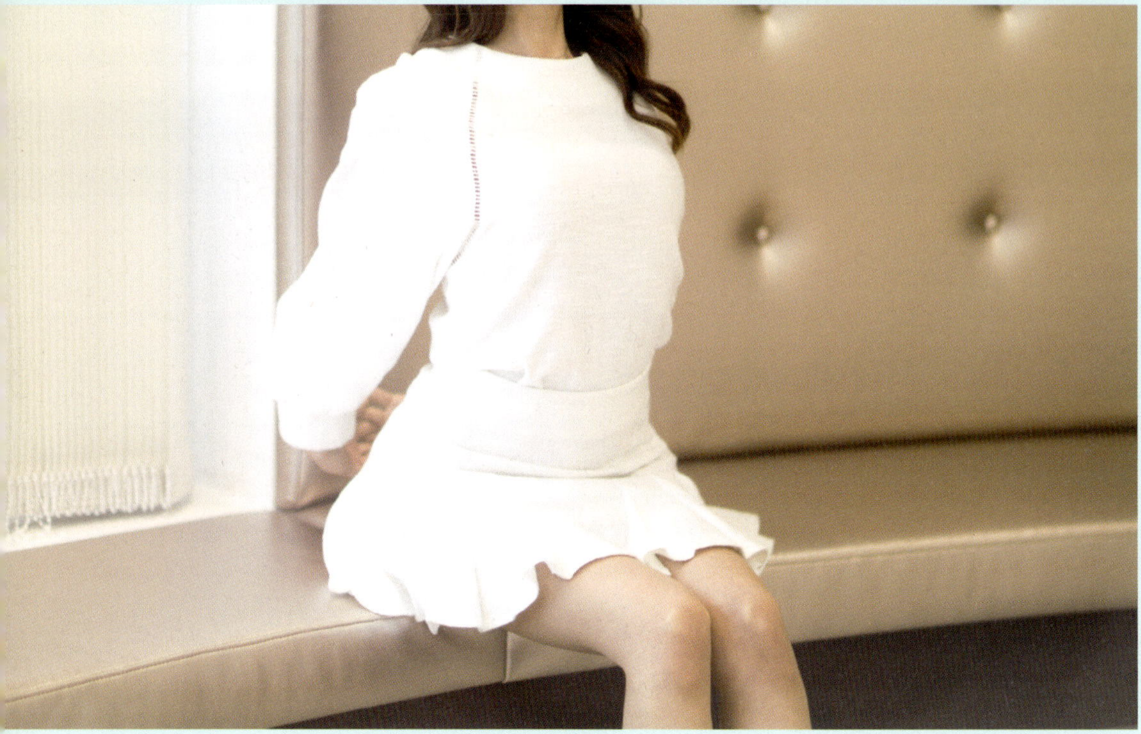

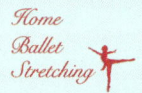

아침 시간 일어나기 전

온 몸 깨우기

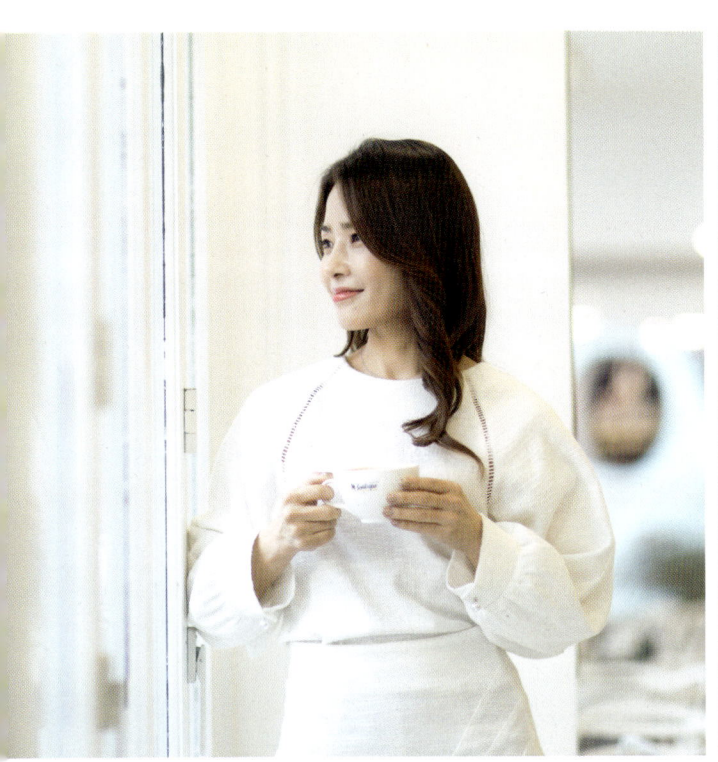
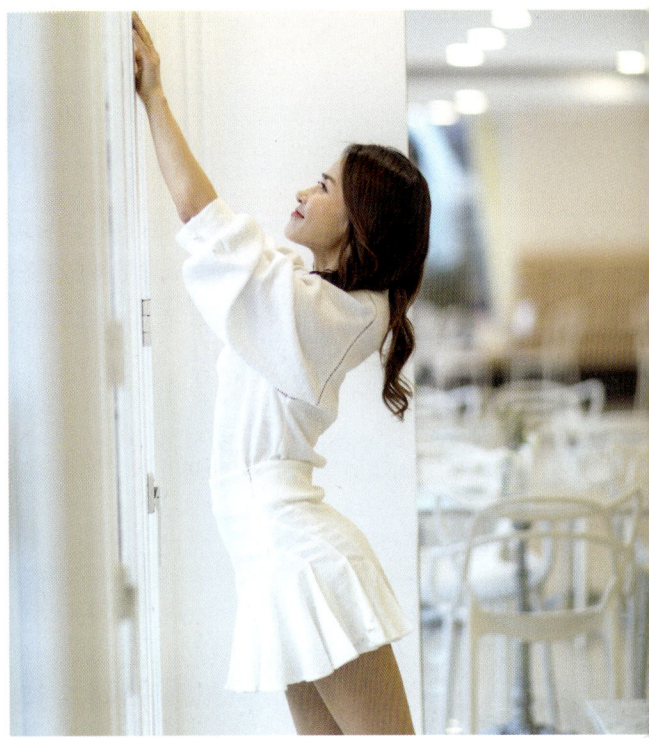

　우리들의 아침 시간은 참 정신없고 바쁘기만 하다. 알람 소리에도 쉽게 일어나지 못하고 몇 번 다시 알람을 맞추면서 "5분만"을 외치고, 지각하기 직전에서야 놀라 벌떡 일어난다. 대충 씻고 화장도 못하고 후다닥 나서기 바쁘다. 운 좋게 버스나 지하철에서 자리에 앉으면 꾸벅꾸벅 졸거나 화장을 고치고, 가뜩이나 피곤한데 지옥철의 수많은 사람들 틈바구니에 겨우 끼여 가면 피곤이 가중된다. 늦을까봐 숨을 헉헉 거리며 걸음을 서두르고 학교나 회사에 도착한다. 숨을 돌렸지만 정신은 여전히 비몽사몽. 그제서야 커피 한 잔 마시고 한 10시쯤 지나서야 몸도 마음도 깨어난다.

　이렇게 시작된 아침 시간은 몸과 머리, 마음에 무리가 될 수밖에 없다. 밤새 쉬고 있던 몸이 알람 소리에 놀라 갑자기 긴장하게 되고, 한 번에 벌떡 일어나니 온 근육이 경직된 상태라서 뻣뻣할 수밖에 없다. 머리도 마음도 깨어나지 않은 상태에서 몸한테 이리저리 끌려다니니 멍한 상태일 수밖에 없고 하루가 더 피곤하고 길게만 느껴질 수밖에 없다.

여배우들의 아침 시간은 촬영이 있을 때와 없을 때가 다르다. 촬영이 없을 때는 쉬기도 하고 늦잠도 자겠지만, 촬영이 있을 때는 자주 밤을 새거나 차 안에서 쪽잠도 자야하는 상황이 벌어져서 너무 피곤하다. 하지만 멍한 상태로 카메라 앞에 설 수는 없다. 최대한 몸과 마음, 머리까지 다 함께 깨워서 가장 아름답고 반짝거리는 상태로 화면에 나와야 한다.

여배우와 우리가 다른 점이 무엇일까? 그것은 잠자리에서 일어나는 상황부터 시작된다. "5분만"을 외치지 않고 일어날 시간보다 10분 정도 먼저 눈을 뜬다. 잠자리에 누워서 온몸의 세포 하나하나를 깨우는 스트레칭을 한다.

아침에 하는 간단한 스트레칭은 긴장한 몸을 이완시켜주고, 신진대사량을 올려 운동을 안 해도 여분의 에너지를 더 쓰게 만들어 준다. 그만큼 가벼운 몸으로 기분 좋게 집을 나설 수 있다는 것이 첫 번째 장점이다. 혈액 순환을 원활하게 하는 것이 두 번째 장점이다. 또한 친구나 동료와 짜증내지 않고 잘 지낼 수 있고, 또 몸과 마음, 머리까지 다 깨어있는 상태로 학업이나 업무에 임하기 때문에 잃어버리는 시간 없이 효율적으로 하루를 꽉 채워서 보낼 수 있다는 세 번째 장점도 있다.

이렇게 10분만 일찍 눈을 떠서 내 몸과 대화를 나누는 시간을 가져보자. 아마 10분 더 자는 것보다 훨씬 꿀맛같은 보약의 시간일 것이다.

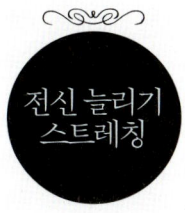

전신 늘리기 스트레칭

1. 깍지를 끼고 양팔을 머리 위로 올려 흉곽이 올라갈 정도로 상체를 위로 올려 당긴다.
2. 양발 끝은 포인트한 후 무릎을 쭉 펴고 아래로 늘려 상·하체를 쭉쭉 늘린다.

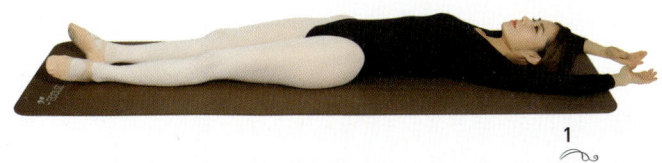

1

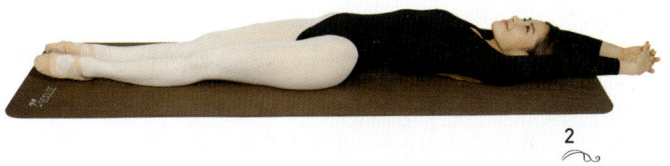

2

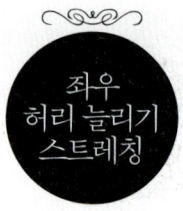

좌우 허리 늘리기 스트레칭

1 전신 늘리기 자세를 취한다.
2 오른발을 왼발 위로 올려 크로스한다.
3 깍지 껴서 오른팔이 위로 올라가게 크로스한 후 몸을 왼쪽으로 틀어 커브를 만들어 오른쪽 허리를 늘린다. 8초 동안 유지한다.
4 반대쪽도 반복한다.

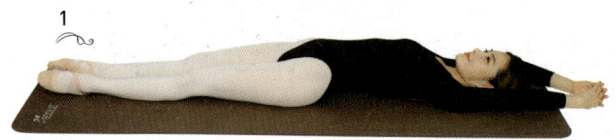

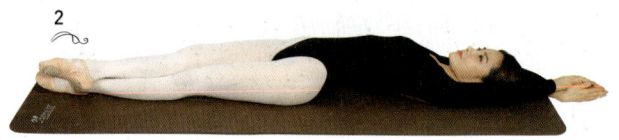

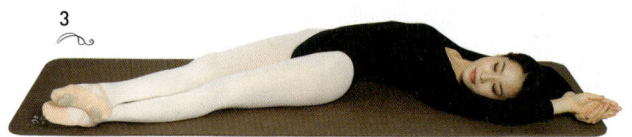

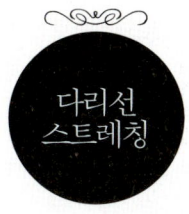

다리선 스트레칭

1   양손으로 무릎을 잡아 가슴까지 당긴다.
2   오른쪽 다리를 위로 쭉 뻗어 발끝을 포인트 한다.
3-4 가볍게 반동하듯 발끝을 몸 쪽으로 가볍게 스윙한다. 8회 반복한다.
5   반대쪽도 반복한다.

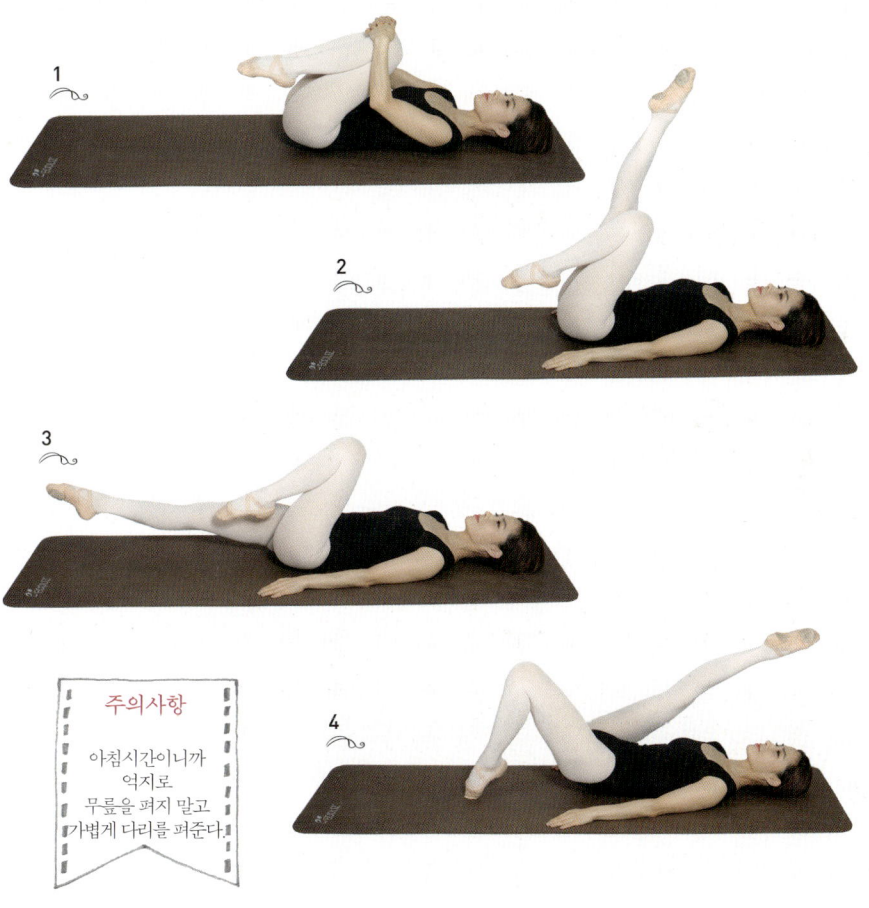

주의사항

아침시간이니까 억지로 무릎을 펴지 말고 가볍게 다리를 펴준다.

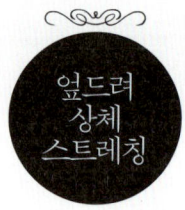

엎드려 상체 스트레칭

1   엎드려 만세를 하듯이 양팔을 위로 쭉 편다.
2   팔꿈치가 직각이 되게 몸쪽으로 당긴다.
3   2번 자세에서 손바닥으로 바닥을 누르는 느낌이 들게 팔을 쭉 펴서
    등과 허리에 자극이 오게한다. 20초 동안 유지한다.
4   손바닥을 어깨 아래 위치까지 당긴 후 손바닥으로 바닥을 누르듯이 상체를 들어 올려
    허리에 힘이 들어오게 한다. 20초 동안 유지한다.

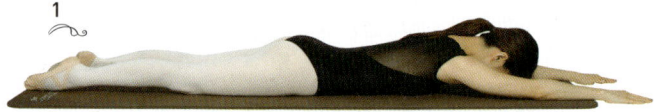

1

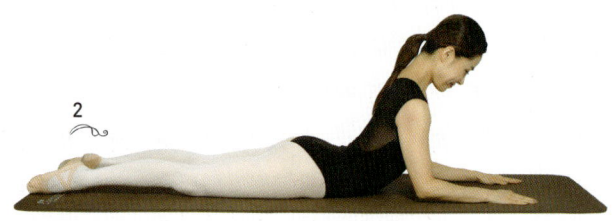

2

한쌤 팁

허리를 꺾는게 아니라
들어 올린다는
느낌으로 곧게 세우면
허리는 물론 배에도
당김을 느낄 수 있다.
절대 과도하게
꺾지 않는다.

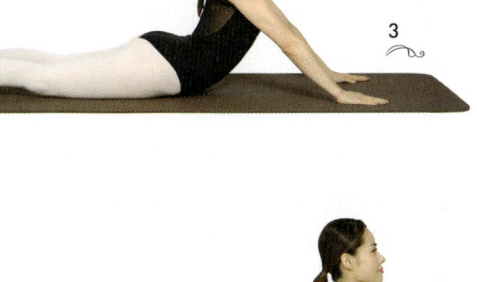

3

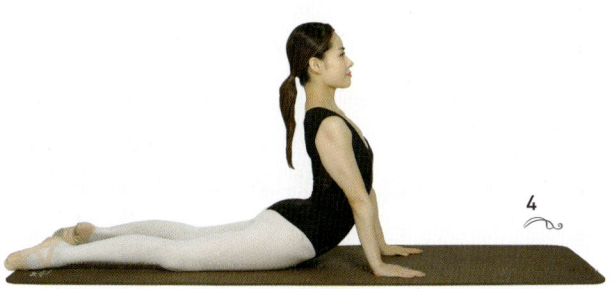

4

Home Ballet Stretching

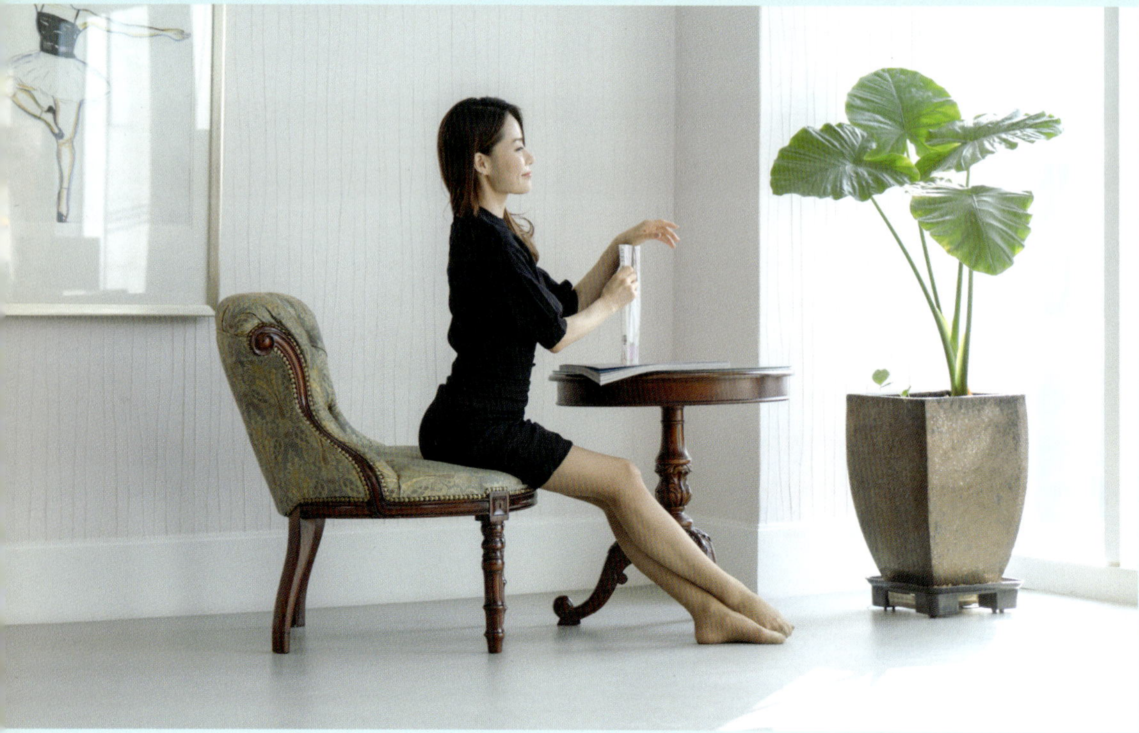

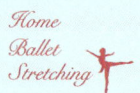

일상생활 속 여배우처럼

자세 따라잡기

언젠가 TV 방송에서 모델 지망생들이 트레이닝 받는 장면을 본 적이 있다. 벽에 똑바로 서서 30분 이상을 서 있는 것이었는데 머리와 어깨, 엉덩이가 벽에 살짝 닿아 있어서 그렇게 힘들어 보이지 않았다. 하지만 그녀들은 얼마 지나지않아 신음 소리를 냈고 땀을 흘리기 시작했다. 바른 자세로 서 있는 연습이 안된 사람에게는 30분이 3시간처럼 느껴질 만큼 바로 서는 것이 어렵다.

여배우들도 이런 트레이닝을 받는다. 바른 자세로 설 수 있다는 것은 허리에 힘이 있다는 것이고 허리에 힘이 있어야 앉는 자세도 무너지지 않는다. 바로 선다는 것이 어떤 것인지 잘 모르겠다면 자연스럽게 선 상태에서 가슴 부분을 살짝 위로 들어 올린다고 생각하면 된다. 그러면 자연스럽게 턱이 아래로 당겨지고 가슴은 펴지고 허리는 세워진다.

평소 관절염이 있거나 이미 퇴행성 관절염으로 체형이 변한 사람들은 너무 무리하게 자세를 취하지 말고 그런 기분을 느끼면서 서 있도록 노력한다.

서 있을 때 바른 자세

허리를 꼿꼿이 세우고 어깨를 내려서 쭉 펴면 등도 펴진다. 이 자세가 익숙해질 때까지는 항상 긴장한다. 안 그러면 습관이 무서운 것이라 나도 모르게 금방 예전 자세로 되돌아가 있을 것이다. 우리는 불편한 것을 싫어해서 편안하고 익숙한 쪽으로 자꾸 돌아가려고 한다. 내 몸에 지지 말자.

그리고 일상에서 바른 자세를 유지하려면 꾸준히 운동해 근육을 키워야 한다. 6개월만 꾹 참고 허리에 힘을 기르자. 20년 이상 함께 해온 몸의 기억도 지울 수 있다.

앉을 때 바른 자세

먼저 의자를 책상 가까이로 가져가 앉는다. 그리고 꼿꼿이 허리를 펴고, 무릎이 엉덩이보다 높이 오게 둔다. 엉덩이 뒤에 의자 빈 공간이 생기지 않도록 앉는다.

다리를 꼬고 앉을 경우 골반이 틀어지고 허리 통증까지 유발한다. 의자에 너무 기대면 몸의 하중이 허리 뒤쪽에 실려 무리가 갈 수 있으니 주의하자.

다시 한 번 정리해보면 허리를 최대한 곧게 펴서 S자형을 유지한다 생각하고, 목은 앞으로 빼지 않도록 하며 허리를 펼 때 배와 가슴을 너무 내밀지 않도록 한다.

허리를 쭉 펴고 앉아 있는 자세가 많이 불편한 경우, 척추 질환 때문일 수 있지만 우선적으로는 운동 부족으로 근력이 너무 약한 것은 아닌지 생각해봐야 한다. 특히, 허리 심부근육이 약하면 올바른 자세를 유지하는 것이 불편할 수 있다. 허리 심부근육은 하중을 버틸 수 있도록 도와주는 근육으로 장시간 앉아서 생활할 경우, 허리 근육을 사용하지 않아 약화되는 경우가 대부분이다. 그 때문에 심부 근육만 강화해주어도 허리 통증이 최소화될 수 있다.

물건을 들어 올릴 때는 편안하게

허리만 굽혀 물건을 들어 올리면 일어날 때 허리를 펴는 과정에서 무리가 온다. 무릎을 굽혀서 천천히 물건을 들고, 물건을 들고 서 있을 때는 가슴 가까이에 들어 최대한 허리에 부담이 안 가게 해야 한다.

- 한 자세로 오래 서 있거나 앉아 있으면 혈액 순환이 원활하게 안되고 근육이 경직될 수 있으니 자주 자세를 바꿔주고 움직여 몸의 긴장을 풀어준다.

가끔은 혼자가 아니라는 생각을 하자

여배우들은 늘 기자, 카메라맨, 매니저, 팬, 대중 등 많은 사람들의 시선을 받으며 살아간다. 그러다보니 자세도 바르게 하고, 옷차림도 신경쓰고, 예쁜 모습으로 먹으려고 한다. 매일 이렇게 사는 것은 불편할 수도 있지만 우리도 가끔은 누군가 보고 있다고 신경을 쓰면서 살아보자.

카페에서 앉아 있을 때도 자세를 바르게 하고, 음식을 먹을 때도 조용히 먹고, 커피 한 잔을 마셔도 우아하게 마셔보자.

체형교정을 하고 싶고 아름다워지고 싶다면 평소의 내 모습을 버릴 필요가 있다. 편안하고 쉬운 다이어트나 체형교정은 없다. 그런 다이어트나 체형교정법이 있다고 하더라도 예전의 나로 바로 돌아올 수밖에 없다.

평소와 다르게 꼿꼿한 자세를 유지하고 우아하게 행동하면 친구들이 당신

답지 않다고 놀릴 지도 모른다. 하지만 당신다운 것은 무엇인가?

친구들 말에 신경쓰지 말자. 당신이 곧고 아름다운 몸으로 바뀌면 그들이 가장 먼저 따라하게 될 것이다.

부모님이나 선생님께서 똑바로 걸으라거나 앉으라는 잔소리를 한다면 듣기 싫다고 마음의 귀를 닫지말고 '나의 문제가 가까운 사람들의 눈에 크게 보이나 보다'라고 생각하고 내 모습이 어떻게 이상한지, 이렇게 고치면 어떠냐고 물어보자.

스스로 확신이 들면 남의 눈을 의식할 필요가 없다. 내가 당당하고 내가 나를 믿는 것이 중요하니까. 변화하고 발전할 때까지는 다른 사람이 보는 내 모습이 어떨지 그려보고 신경써보자.

바디 랭귀지를 이용해보자

뮤지컬, 오페라, 연극, 노래 콘서트 등 다른 공연들과 발레 공연의 차이가 뭘까? 바로 발레 공연에선 말하지 않고 몸으로 표현한다는 점이다. 다만 끊임없이 움직일 뿐이다. 발레는 100% 몸으로 말한다. 가만히 서 있는 것 같아도 무용수는 수많은 메시지를 전달한다. 손끝의 떨림, 발끝의 위치, 그리고 시선이 닿는 곳까지. 모든 것이 대사다. 무용수에게 한 순간도 의미 없이 허투루 이루어진 동작이나 눈빛은 없다.

그런 만큼 이들은 평소의 몸짓이나 행동들도 남다르다. 근육의 쓰임이 자유롭고 몸을 움직이는 범위가 큰 것도 이유가 되지만 음악에 맞춰 몸을 움직이다보니 몸의 언어를 쓰는 것이 편해진 것이다. 누군가는 팔 하나 들었을 뿐인데 아름답다고 말해주기도 하고, 표현에 맞게 춤을 추니 그냥 움직임도 일반 사람들과는 달라 보인다고 한다.

이런 점을 배우기 위해 여배우들이 많이 찾아온다. 연기는 말로만 하는 것이 아니다. 눈빛 하나, 손짓 하나, 앉는 위치, 떨림 하나에도 다 의미를 부여하고 메시지가 전달되어야 한다.

발레에서 자주 쓰는 마임 몇 가지를 소개하고자 한다. 마임이란 동작을 통해 의미를 전달하는 것이다. 예를 들면 한 손을 가슴에 대면 '나'를 뜻하는 것이고, 한 손으로 상대를 가르키면 '당신'을 뜻한다. 팔을 살포시 포개서 뺨을 댄다면 '잠'을, 한 손을 가슴에 대면 '사랑한다'는 의미다. 오른손으로 왼쪽 네 번째 손가락을 가르킨다면 '결혼'을 뜻한다.

이렇게 꼭 마임을 이용하라는 것은 아니다. 말만 하지 말고 팔을 살짝 펼쳐 보이거나 어깨도 움직여보자. 혹은 박수를 쳐서 상대방의 말에 공감한다는 것을 표현하면 대화가 풍요로워지고 지루함을 덜 수 있다.

"인생이 무대"라는 표현이 있다. 한 번 뿐인 인생이니 한 순간도 허투루 보내지말고 당신만의 무대를 아름답고 멋지게 가꾸기 위해 작은 것부터 하나하나 바꿔보자.

사람들이 실수하기 쉬운 바디 랭귀지

1. 구부정한 자세는 지루하다는 표시다.
당신이 이 자리를 빨리 벗어나고 싶어하는 것처럼 보일 수 있다. 앞에 있는 사람은 당신이 자기에게 집중하지 않다고 느끼게 된다.

2. 과장된 제스처 때문에 당신이 거짓말을 하는 것처럼 보일 수 있다.
동작이 크거나 강한 인상을 주어야 자신감 있는 것이 아니다. 자신의 어깨너비 안에서 손짓을 하라. 손바닥을 보여주는 것도 자신의 솔직함을 보여주는 것이다.

3. 멀리 떨어지거나 자세를 다른 쪽으로 돌린다.
누군가와 이야기하며 자꾸 멀어지거나 다른 쪽을 향해 앉으면 상대방에게 호감이 없는 것으로 보일 수 있다. 또 시계를 보는 것은 무례함, 조바심, 무시함을 나타낼 수 있다.

4. 팔짱을 낀다는 것은
상대방에게 마음을 열지 않았음을 보여준다.

5. 눈맞춤을 피하면
당신이 뭔가 숨길 것이 있는 것처럼 보인다. 너무 과도하게 쳐다봐도 공격적으로 느껴져서 부담스럽다. 눈을 쳐다보다가 가끔은 입술 쪽으로 시선을 내렸다가 그의 손 쪽으로 시선을 분산시켜서 편안한 분위기를 이어간다.

6. 너무 가까이 다가가 앉으면 상대 영역을 침범하는 것이다.

타인에게 너무 가까이 서면(45센티미터 이하) 당신이 개인적 공간에 대한 이해나 존중이 없다는 신호가 된다.

7. 눈을 굴리는 것은 상대에 대한 존중이 부족한 것이다.

무언가를 계산하거나 거짓말을 한다고 생각될 수도 있다. 쑥스러워 그럴 수도 있고 습관일 수도 있지만 반드시 고쳐야 한다. 진지해보이지 못하고 산만해보일 수 있다.

발레에서 많이 사용하는 마임

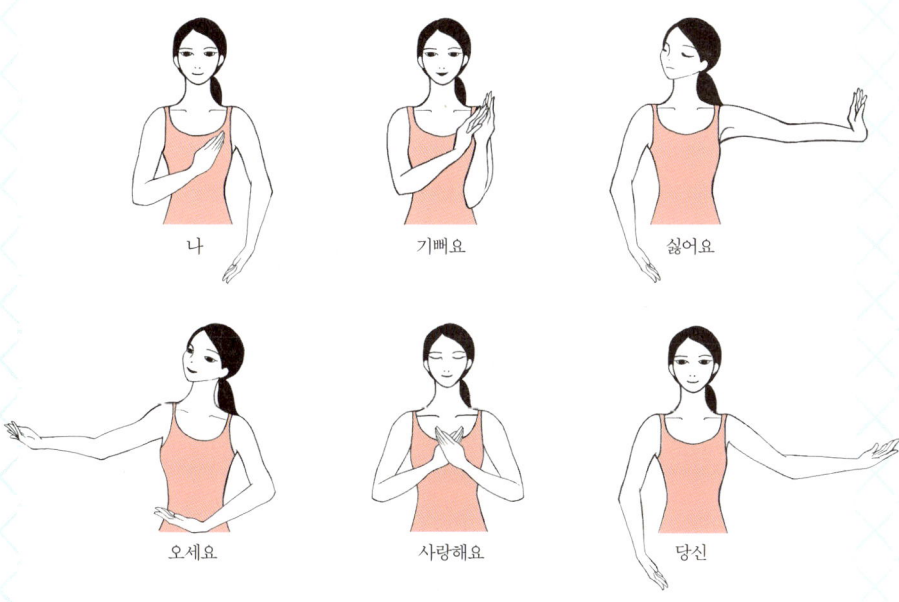

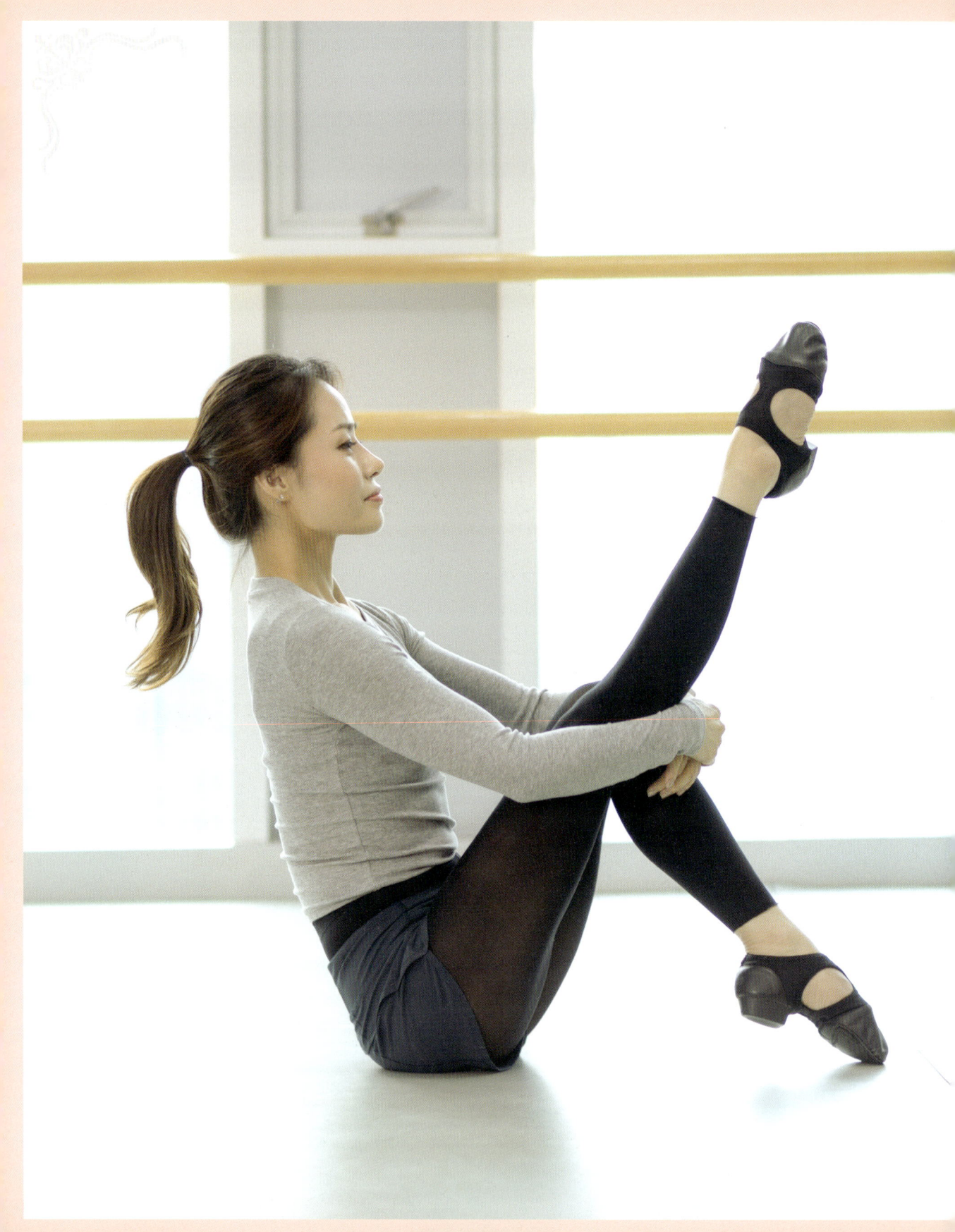

5

죽었다 깨어나도 이것만은 하고 자자

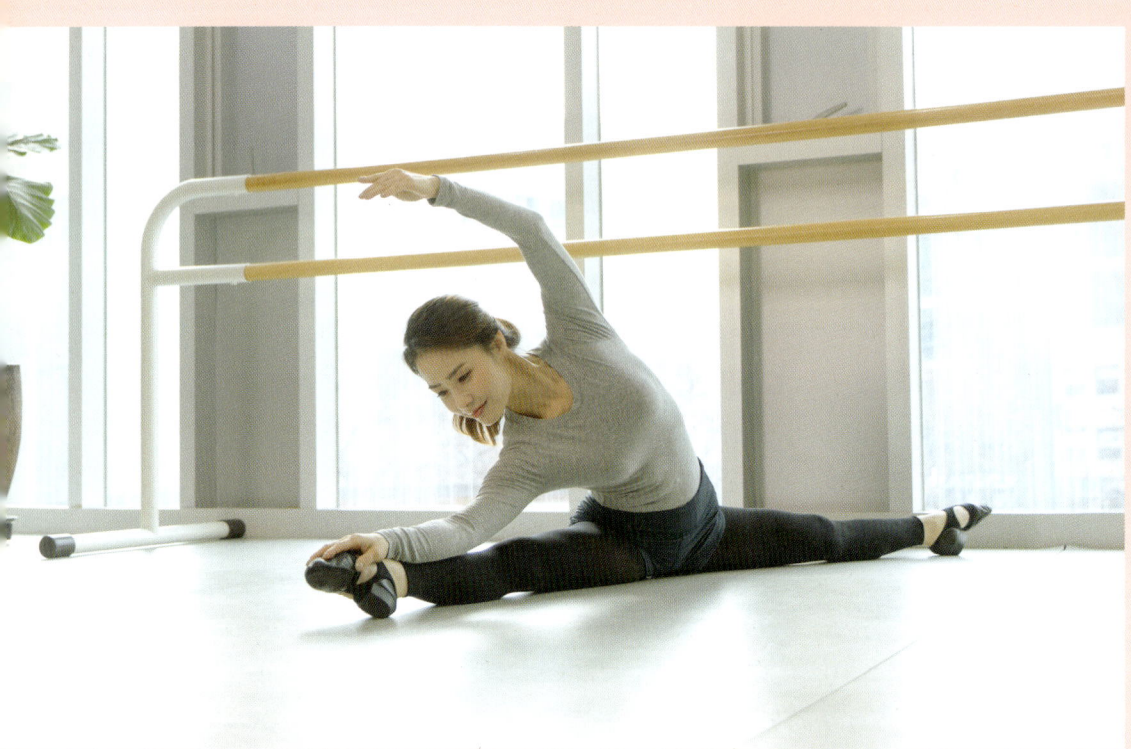

Home Ballet Stretching

매일매일
내 몸에 영향을 미치는
생활 습관이나 환경을
잘 알고 이에 대처해야
몸이 변화한다.

개미 흉곽 호흡법

가녀린 상체는 단순히 살을 빼는 다이어트로는 얻기 힘들다. 상체 사이즈를 결정하는 8할은 '흉곽'에 있기 때문이다. 갈비뼈가 옆으로 벌어지거나 삐뚤어지면 허리선이 둔탁해지고 상체가 두꺼워지며 어떤 옷을 입어도 날씬해 보이지 않는다. 살이 많지 않은데도 덩치가 커 보인다면 흉곽(갈비뼈)에 문제가 있는지 확인해봐야 한다. 흉곽의 변형을 점검해봐야 하는 또 다른 이유도 있다. 바로 틀어진 흉곽은 몸매뿐만 아니라 건강에도 악영향을 준다는 점이다.

만약 흉곽 다이어트를 하고 싶어서 무리하게 코르셋을 조여 입거나 압박 마사지를 받는다면 갈비뼈가 변형되거나 부러지기도 쉽다. 숨을 잘못 쉬다가 갈비뼈에 금이 가고, 운동하다가 갈비뼈가 부러진 사람들도 종종 보았다.

흉곽이 넓어지는 이유는 무엇일까? 약한 갈빗대 사이로 살이 차올라 갈비뼈를 밀어 흉곽이 점점 넓어지면서 윗배까지 살찌는 것이다. 특히 나이가 들수록 흉곽이 넓어지기 쉽다.

흉곽 호흡법으로 벌어진 갈빗대를 모으고 그 사이 살들을 정리하면 예쁜 흉곽, 즉 작은 몸통을 가질 수 있다.

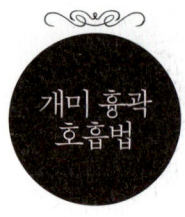

개미 흉곽 호흡법

1   누워서 호흡을 마시면서 팔은 알라스꽁드 자세를 취한다.
    가슴(흉곽)을 벌려 등을 커브형으로 만들고 두 다리는 모아 포인트한다.

2   호흡을 내쉬면서 팔은 아나방 자세를 취한 후 흉곽을 모아 힘을 느끼면서
    등이 바닥에 닿게 한다. 발끝은 최대한 플렉스한다. 8초 동안 유지한다.

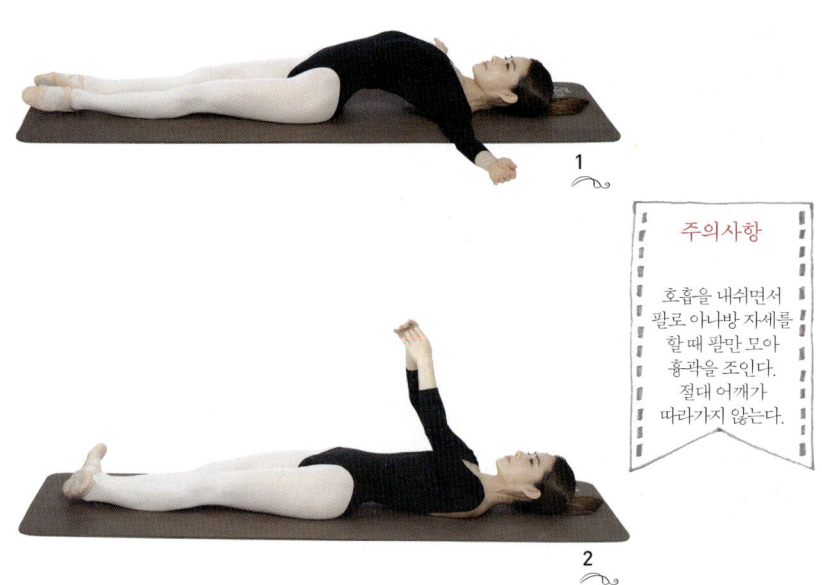

주의사항

호흡을 내쉬면서 팔로 아나방 자세를 할 때 팔만 모아 흉곽을 조인다. 절대 어깨가 따라가지 않는다.

당신의 흉곽, 안녕하십니까?

- ☐ 앉는 자세가 구부정하다.
- ☐ 옆으로 혹은 엎드려 잔다.
- ☐ 한쪽 어깨와 팔만 주로 사용한다.
- ☐ 골프, 야구, 테니스 등 한 방향으로 회전하는 운동을 즐긴다.
- ☐ 과식과 폭식을 자주 한다.
- ☐ 자신의 정확한 속옷 사이즈를 모른다.
- ☐ 코르셋을 자주 착용한다.
- ☐ 척추측만증 등의 척추 질환이 있다.
- ☐ 옆구리 또는 가슴 통증을 자주 느낀다.
- ☐ 등, 어깨가 자주 결린다.

★ 5개 이상 체크했다면 흉곽이 삐뚤어지지 않았는지 의심해보아야 한다.

코끼리 발 부종 스트레칭

아침에 일어나 잠자리에 들기 전까지 계속 서 있거나 앉아 있으면서 움직임이 적은 것이 문제이다. 긴 시간 동안 중력에 의해 다리에 혈액과 체액이 몰리며 부기가 발생하는 것은 어쩌면 당연하다. 신발을 살 때 오후에 사라고 하는 것도 아침에 불편함 없이 신었던 신발이 저녁이 되면 조금 작다고 느껴지기 때문이다.

신장이 좋지 않아도 부을 수 있지만 바쁜 학생들이나 직장인들이 잠깐 몸을 움직일 겨를도 없이 하루 종일 책상에 앉아 공부를 하거나 모니터만 바라보니 다리가 더 붓는다. 그러니까 앉아만 있지말고 계단을 오르고 산책도 하고, 쉬는 시간에는 반드시 돌아다니자. 다리를 많이 사용하고 다리 근육을 늘려준다면 부종이 생기지도 않고 살도 찌지 않는다.

집에 돌아와서 족욕을 하고, 잠들기 전에는 다리 스트레칭을 하자. 잘 때 다리를 쿠션 위에 올리고 자는 것도 혈액 순환을 도와 부종을 어느 정도 예방할 수 있다.

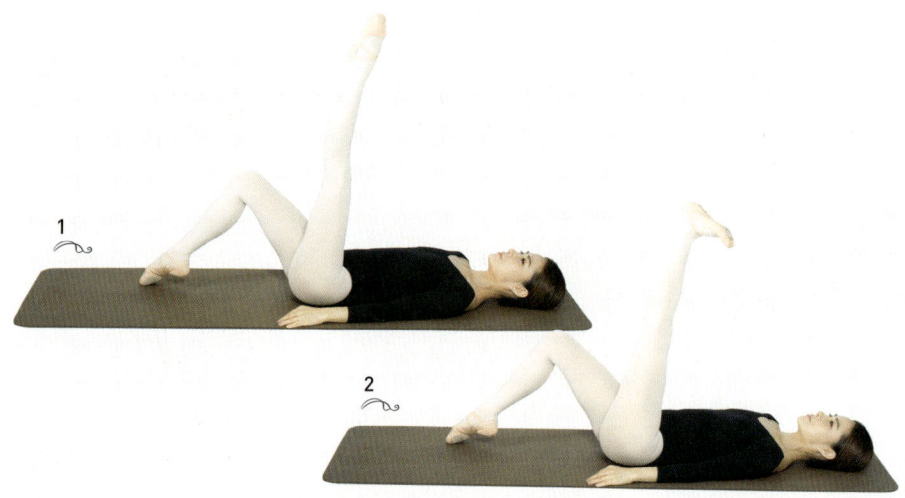

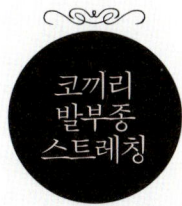

코끼리 발부종 스트레칭

1 똑바로 누워서 두 무릎을 구부린 뒤 왼쪽 무릎을 쭉 편다.
2 왼쪽 발끝으로 포인트와 플렉스를 8회 반복한다.
3 발끝을 포인트 한 후 손으로 발목을 잡는다.
   다리 전체 당김을 느끼며 8회, 플렉스 하면서 8회 실시한다.
4 두 다리를 쭉 펴 포인트한다.
5 발목의 당김을 느끼며 플렉스한다.
6 숨을 내쉬면서 무릎을 쭉 펴고 발목을 두 손으로 잡아 당긴다.

주의사항
다리를 올렸을 때 골반이 따라 올라가지 않게 한다. 그러기 위해 배에 힘을 준다. 그러나 무리하게 다리를 쭉 펴지 말고 몸에 힘을 뺀다.

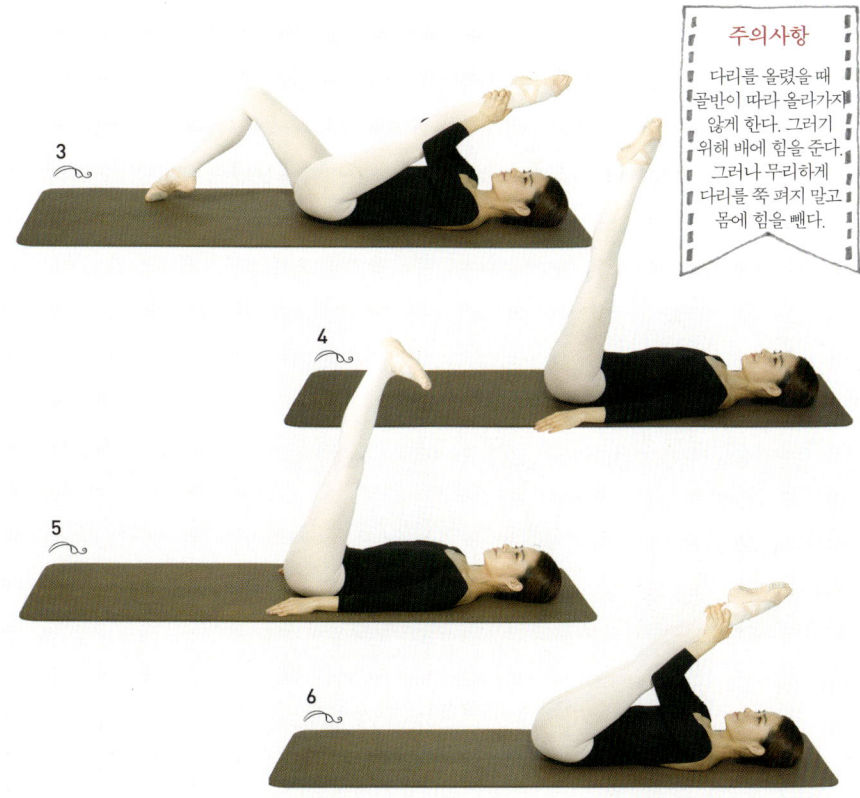

붓는 부위에 따른 원인과 해결책

얼굴이 붓는다

얼굴이 자꾸 붓는 원인은 다양하다. 나이가 들면서 탄력이 떨어져서 얼굴살이 처지기도 하고 혈액 순환이 잘 안되어 붓고, 잠을 잘 못 자도 붓는다. 자극적인 음식 섭취, 스트레스, 과도한 다이어트 등 역시 부종의 원인이다. 특히 오전에 얼굴이 붓는 이유는 잠을 자는 동안 느려진 혈액 순환에 맞춰 균형을 잡고 있던 혈액 내 수분이 아침에 조직으로 빠져나오기 때문이다. 잠자기 전 짜거나 단 음식, 수분 등을 많이 섭취하면 혈액의 삼투압 현상이 더욱 활발해져 얼굴이 쉽게 붓는다. 반대로 단식이나 원푸드 다이어트 등의 식이요법으로 무리하게 살을 빼면 조금만 과식해도 몸이 붓는다. 잠을 충분히 못 자도 신진대사가 원활하지 못해 몸 전체가 붓는다. 그뿐만 아니라 베개에 얼굴을 묻고 자거나 베개의 높이가 지나치게 높으면 목뼈가 굽으면서 목의 근육이 늘어지고 얼굴을 붓게 할 수 있다. 따라서 적당한 높이의 베개를 사용하고 똑바로 누워 자는 습관을 길러야 한다. 스트레스를 많이 받으면 항이뇨 호르몬이 소변 배출을 막는다. 밖으로 빠져나가야 할 수분이 몸속에 그대로 남다 보니 얼굴과 몸이 붓는 것이다. 따라서 스트레스도 관리해야 한다.

아침에 눈이 붓는다면

부종의 가장 흔한 원인으로는 야식을 먹었거나 밤에 물을 많이 마신 경우가 있다. 다만 이뇨제, 스테로이드제제, 항히스타민제 등 약물을 복용한 경우는 의사와 상담이 필요하다. 이뇨제는 장기 복용하면 부종의 원인이 될 수 있다.

아침에 다리, 종아리가 붓는다

다리가 붓는 경우, 대부분 한 자세로 계속 서 있거나 앉아 있는 등 혈액 순환이 원활하게 이루어지지 않기 때문이다. 하지만 신장이나 심장, 간 기능에 이상이 있는 경우도 있고 다리의 말초 혈관에 이상이 있는 경우도 있다. 증상이 반복된다면 진료를 받는 것이 좋다. 다리 부종을 방지하기 위해서는 틈틈이 계단을 오르며 움직이고, 다리를 높이 올려두는 것이 좋다.

발목이 붓는다

발목에 이상이 없고 발바닥에 통증이 있으면 발바닥 근막 염증 등을 의심하고 병원 진료를 받는 것이 좋다. 그러나 통증과 함께 발목이 붓는다면 심장, 신장 등을 검사해 볼 필요가 있다.

오래 서 있으면 다리가 붓는다

오래 서 있거나 걸어다니면 다리가 붓기도 한다. 종일 다리를 아래로 하다 보니 혈액과 림프액이 몸의 아래쪽에 고이면서 붓는 것이다. 그런데 활동 후에 다리가 붓는 경우는 심장의 이상을 의심해보아야 한다.

이유 없이 밤에 다리가 붓는다

특별한 원인이 없다면 너무 꽉 조이는 레깅스, 청바지, 스타킹 때문일 수 있다. 편안한 옷으로 갈아 입어보자.

몸 전체가 붓는다

일반적으로 월경 전이나 자궁 기능이 약해질 때 온몸이 붓고, 소화 기능이 떨어져도 붓는다. 신장, 심장, 간장이 좋지 않거나 저혈압, 동맥경화가 있는 경우에 몸 전체가 붓기도 한다. 자세히 살펴보고 통증과 함께 붓거나 부종이 원인 모르게 지속되면 병원을 찾아 진료를 받는다.

월경 전에 몸이 붓는다

월경 시작 전 붓는 경우가 있는데, 월경이 시작되면 보통 부기가 빠진다. 일반적으로 월경전증후군을 일으키는 것으로 알려진 에스트로겐, 프로락틴과 같은 여성 호르몬에 의해 유발되는 것으로 추정된다. 월경 전 염분 섭취를 줄이고, 규칙적으로 운동하고 건강한 생활 습관을 가지는 것이 부기를 줄이는 데에 도움이 된다.

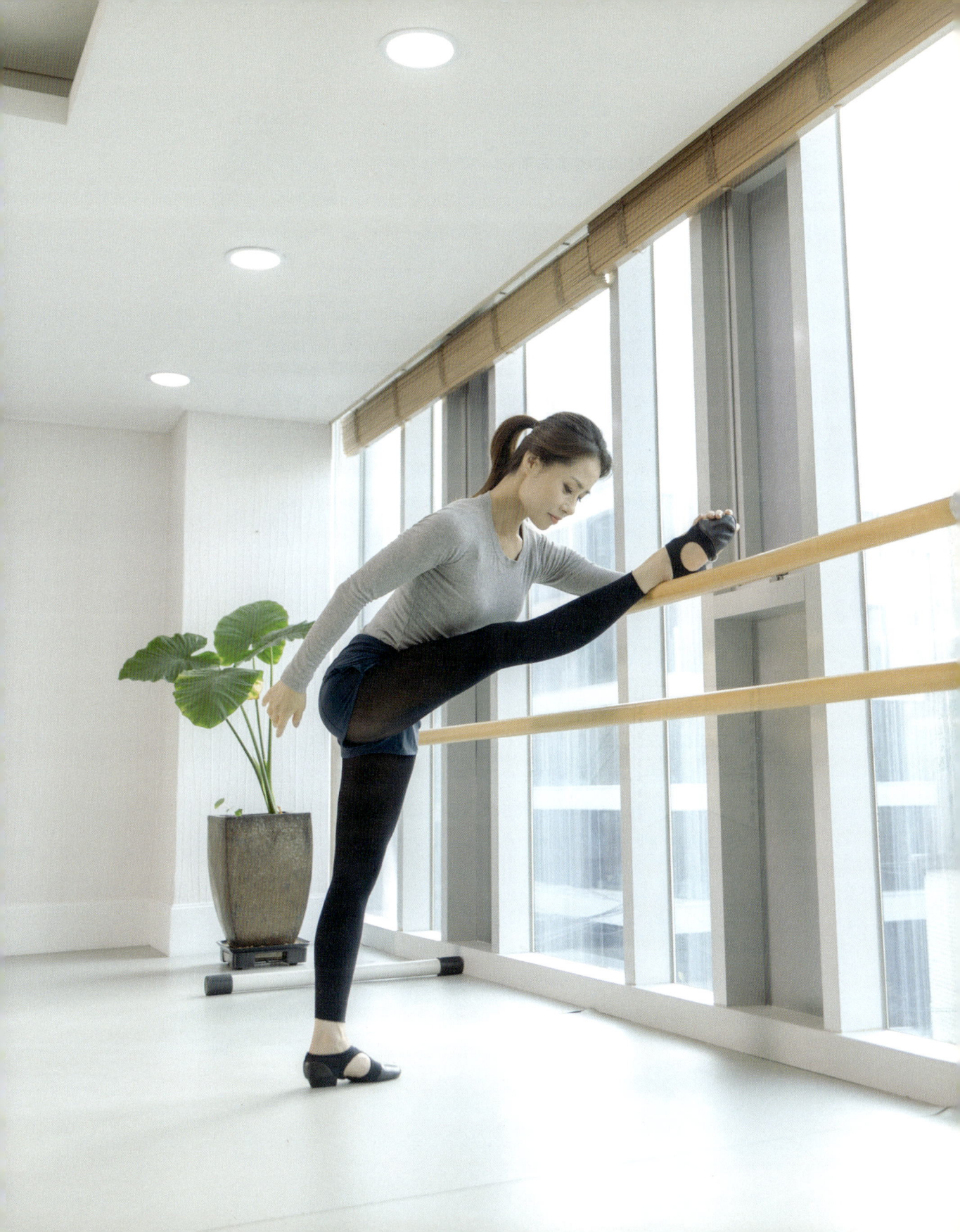

매끈한 앞 허벅지 스트레칭

울퉁불퉁하게 근육이 나와 앞 허벅지가 매끄럽지 않고, 골반부터 앞 허벅지에 살이 많으면 청바지나 꽉 끼는 바지를 입었을 때 정말 안 예쁘다. 하지만 상체에 비해 허벅지 살을 빼기는 정말 어렵다. 그 이유는 바로 셀룰라이트 때문이다.

대부분 셀룰라이트를 단순히 쌓인 지방으로 여기는 경우가 많다. 하지만 셀룰라이트는 여성 호르몬, 잘못된 체형과 자세 등 다양한 원인으로 발생한다. 피하지방층에 있는 미세혈관과 림프관에 순환 장애가 발생하면서 셀룰라이트가 생기기도 한다. 하지만 걱정하지 말자. 간단한 스트레칭을 꾸준히 한다면 매끈한 허벅지를 만들어 핫팬츠와 미니스커트를 자신있게 입을 수 있다.

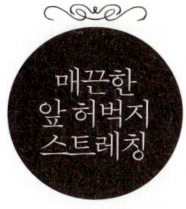

매끈한 앞 허벅지 스트레칭

1. 오른발을 쭉 펴고 왼쪽 무릎을 구부려서 무릎이 바닥에 닿게 하고 앞 허벅지 당김을 느낀다.
2. 오른발을 세워 왼쪽 뒤꿈치를 엉덩이에 붙이고 앞 허벅지의 당김을 느낀다.

주의사항

무릎을 구부리기 힘들면 무리하지 않게 살짝만 한다. 이때 골반이 들려도 괜찮다.

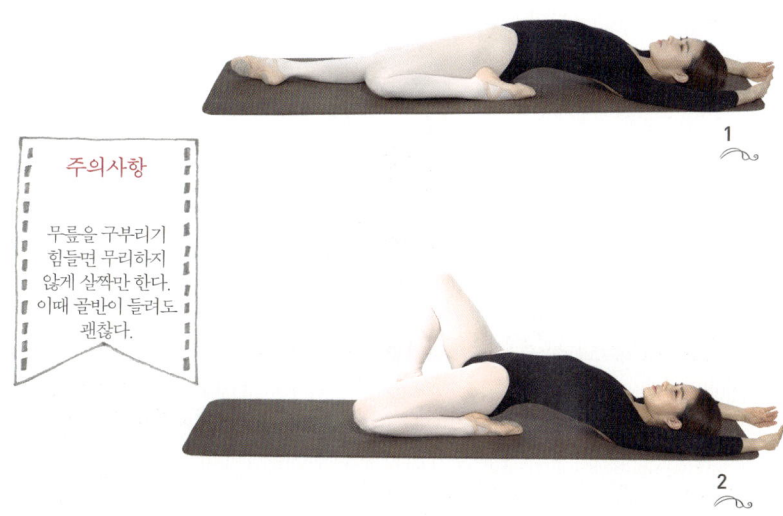

어깨와 등 조임 스트레칭

오랜만에 마음먹고 산 브래지어를 입었는데 겨드랑이 아래부터 등쪽까지 살이 튀어나오거나, 마음에 드는 예쁜 원피스를 입고 싶은데 상체, 특히 등살 때문에 지퍼가 안 올라가거나 옷태가 살지 않는 경험을 해 본 사람이 많을 것이다. 그런데 일반적인 운동으로는 등살 빼기가 정말 어렵다. 왜냐하면 스스로 등의 힘을 주지 못하기 때문이다. 만약 등을 조였을 때 등근육이 느껴지기 전에 등살부터 느껴진다면 스트레칭을 열심히 해주자. 간단한 동작인데 등에 계속 자극을 주면 반드시 등살과의 전쟁에서 이길 수 있다.

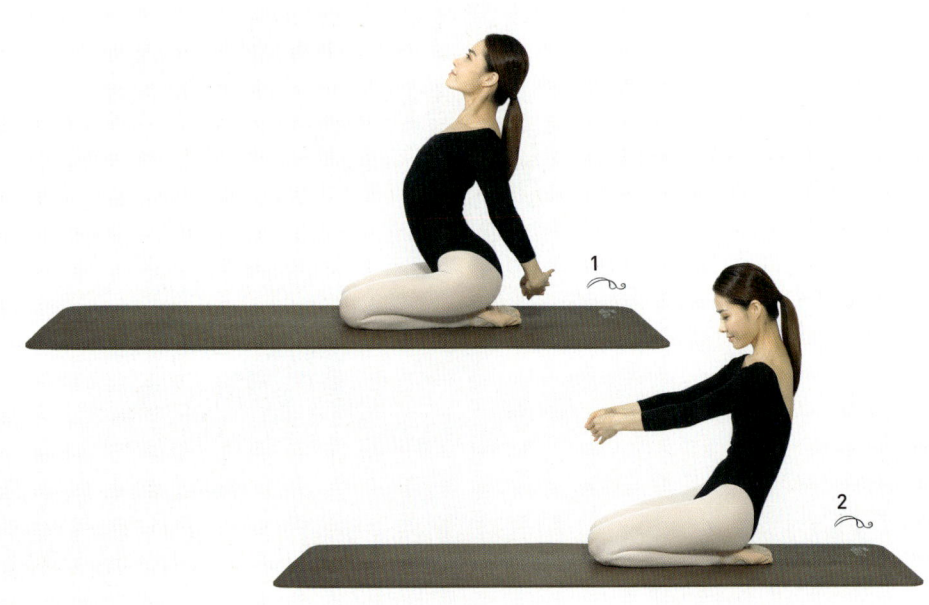

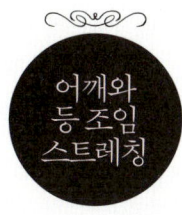

어깨와 등 조임 스트레칭

1. 무릎을 꿇고 앉아 두 팔을 뒤로 하고 깍지를 낀다. 손바닥은 붙이지 말고 최대한 간격을 넓히고 가슴은 앞으로, 허리에 힘을 주고 어깨와 등을 조인다. 8초 동안 유지한다.
2. 팔로 아나방 자세를 취하고 등을 살짝 구부려 등을 이완시킨다.
3. 손을 무릎에 대고 허리에 힘을 느끼며 몸을 쭉 편다.
4. 팔은 뒤로 보내고 가슴을 쭉 편 후 허리와 등의 조임을 느낀다.

주의사항
허리를 바로 세우지 말고 가슴을 앞으로 최대한 내밀고 팔은 뒤로 뻗어 가슴과 팔이 줄다리기 하는 느낌으로 어깨와 등에 힘을 느낀다.

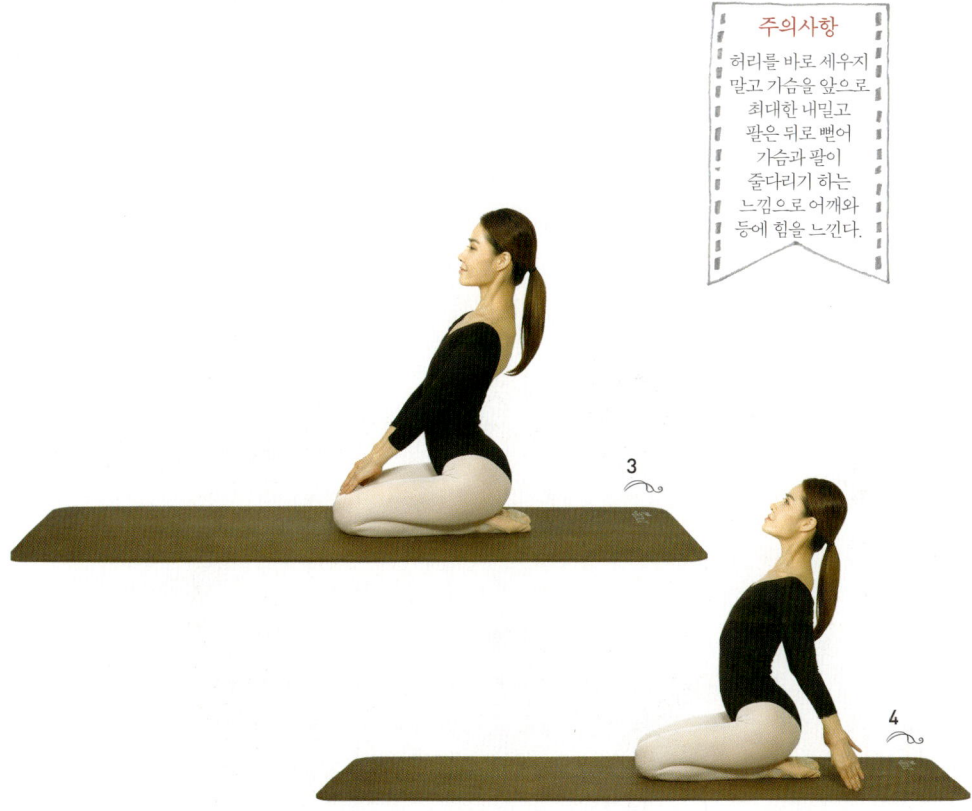

매끈한 허리선과 다리 안쪽 늘리기

아무리 다이어트를 해도 통허리라면 운동 없이 식이요법으로 살만 뺐을 확률이 높다. 살이 복부에 차오르고 허리 운동 부족으로 허리선이 살지 않는 것이다. 허리가 쏙 들어간 S라인으로 만들고 싶다면 맞춤 스트레칭을 해주고 호흡에 더 집중하자. 흉곽을 벌리지 말고 숨을 '후~' 내쉬면서 조이고 옆구리 운동을 함께 하면 갈빗대 모양이 보이는 허리선을 만들 수 있다.

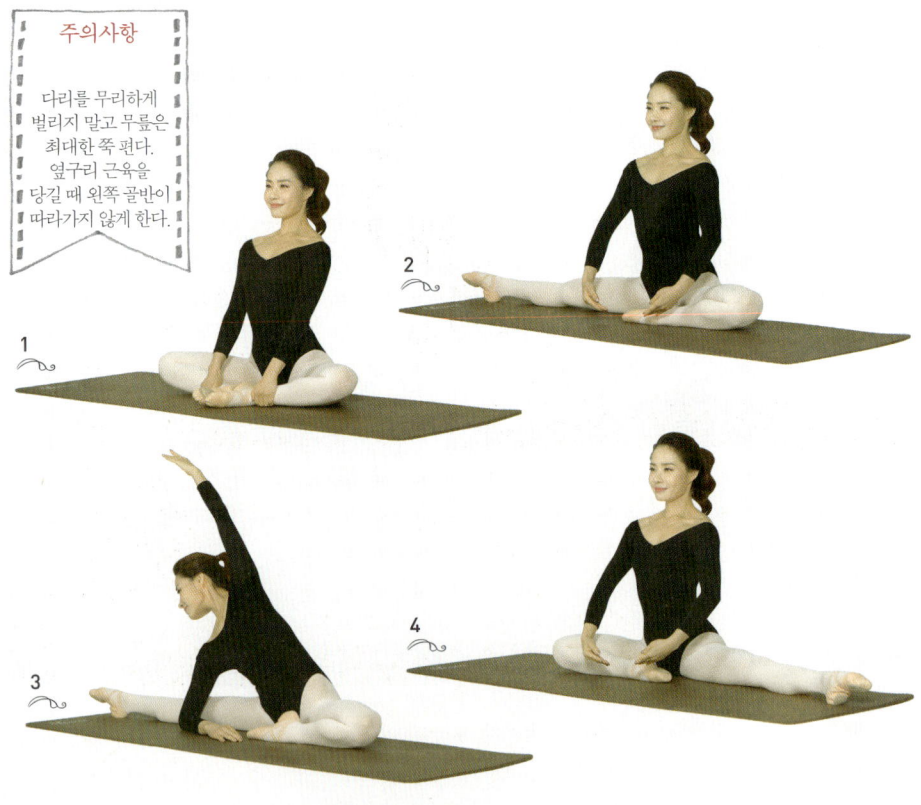

주의사항
다리를 무리하게 벌리지 말고 무릎은 최대한 쭉 편다. 옆구리 근육을 당길 때 왼쪽 골반이 따라가지 않게 한다.

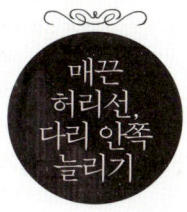

매끈 허리선, 다리 안쪽 늘리기

1. 다리를 모으고 앉는다.
2. 팔은 앙바 자세를 취하고 오른쪽 다리를 오른쪽으로 쭉 편다.
3. 오른쪽 팔꿈치를 바닥에 닿게 한 뒤 왼쪽 팔을 쭉 펴 몸을 오른쪽으로 기울이며 오른쪽 허벅지의 안쪽과 왼쪽 허리선의 당김을 느낀다.
4. 오른쪽 팔꿈치를 바닥에 닿게 한 뒤 왼쪽 팔을 쭉 펴 몸을 오른쪽으로 기울이며 오른쪽 허벅지의 안쪽과 왼쪽 허리선의 당김을 느낀다.
5. 왼쪽 팔꿈치를 바닥에 닿게 한 뒤 오른쪽 팔을 쭉 펴 몸을 왼쪽으로 기울이며 왼쪽 허벅지의 안쪽과 오른쪽 허리선의 당김을 느낀다.
6. 팔은 앙바 자세를 취하고 양다리를 양쪽으로 180도가 되게 편다.
7. 팔로 알라스꽁드 자세를 취한다.
8. 양팔을 직각이 되게 구부리고 팔꿈치가 땅에 닿게 한 뒤 상체를 앞으로 숙인다.

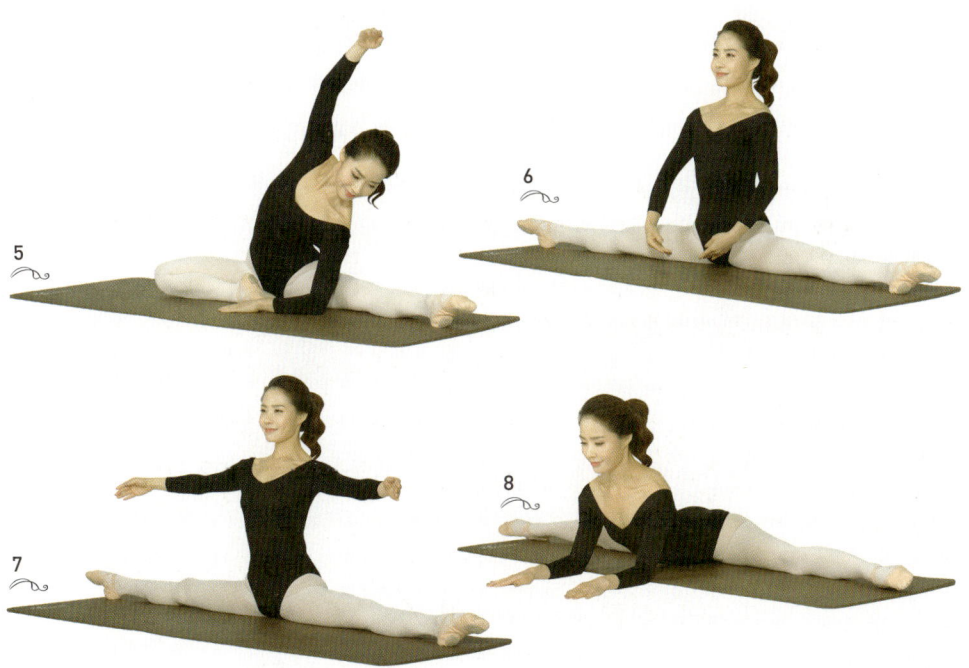

탄탄 복근 운동

뱃살은 미적으로 보기 안 좋지만 건강에도 안 좋아서 만병의 근원으로 지목되기도 한다. 과식이나 운동 부족으로 뱃살이 늘어나면 뱃속에 남는 지방이 간에 쌓여 지방간이 되기도 하고 고지혈증이나 동맥경화, 당뇨병을 일으키기도 한다.

고기와 튀김 등을 먹지 않으면 뱃살이 찌지 않을 것이라고들 생각한다. 하지만 이는 잘못된 상식으로, 뱃살은 음식의 종류와 관계없이 섭취한 음식이 활동한 에너지 보다 많으면 생긴다. 즉, 단백질이 많은 음식 혹은 저칼로리 음식도 자신의 기초대사량 이상으로 섭취될 경우 지방으로 쌓이며 뱃살이 되는 것이다.

다이어트를 하기 위해 단식을 하면 처음 며칠은 뱃살이 빠지는 느낌이 들 수 있다. 하지만 이것은 배에 쌓인 내장 지방이 빠지는 것이 아닌 체내의 물이나 탄수화물, 단백질 등이 배출되는 것으로 살이 더 쉽게 찌는 체형으로 변할 수 있다.

또 내장 지방과 뱃살을 빼기 위해 복부운동을 하면 많은 사람들이 뱃살이 빠진다고 하는데 윗몸일으키기로 뱃살이 빠지지는 않는다. 복부에 근육과 탄력이 생기는 것이다. 이때 흉곽을 넓힌 상태로 복부 운동을 하면 흉곽이 넓어진 상태로 근육이 잡힌다.

단순히 복근만 원하는 것이 아니라 슬림하면서도 몸통이 작아지는 것이 목표라면 최대한 흉곽을 조이고 복부운동을 해야 원하는 체형과 복근을 함께 얻을 수 있다.

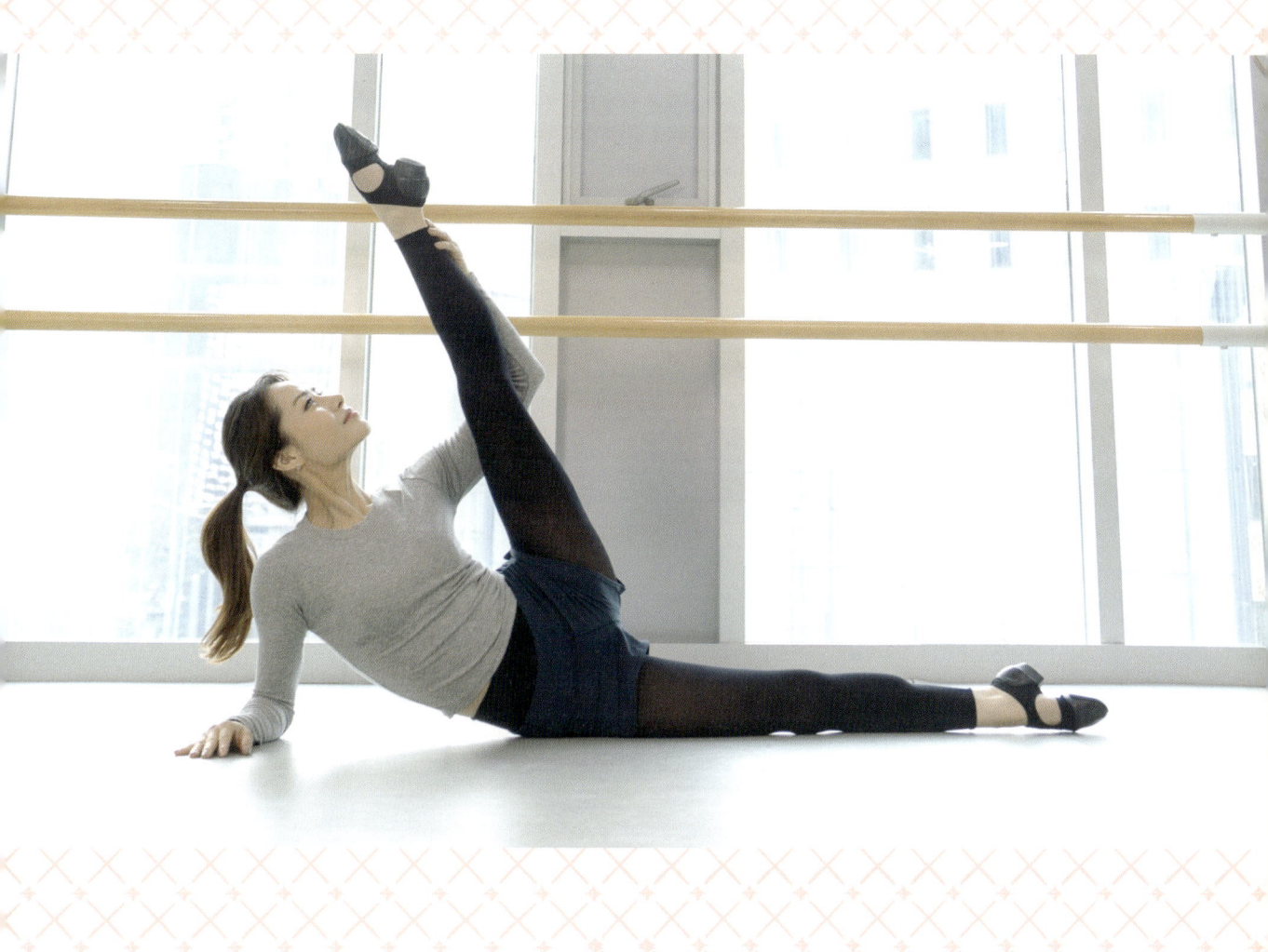

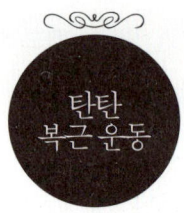

탄탄 복근운동

1   바닥에 등을 대고 눕는다. 두 다리를 앞으로 쭉 뻗고 팔은 알라스꽁드 자세를 취하며 호흡을 들여마신다. 발끝을 포인트한다.

2   발끝 포인트를 계속 유지하며 팔은 아나방 자세를 취한다. 호흡을 내쉬면서 흉곽을 조이고 아랫배와 윗배를 모아 8초 동안 유지한다. 10회 반복한다. 조금씩 시간을 늘린다.

3   두 무릎을 구부리고 호흡은 내쉬면서 2번과 똑같이 유지한다.

4   무릎을 살짝 들어 배에 힘을 더 극대화한다.

5-6 그대로 누워서 호흡을 내쉬면서 흉곽을 조이며 윗몸 반만 일으키기 50회.

7-8 두 다리를 들었다 내린다. 10~20회 반복한다.

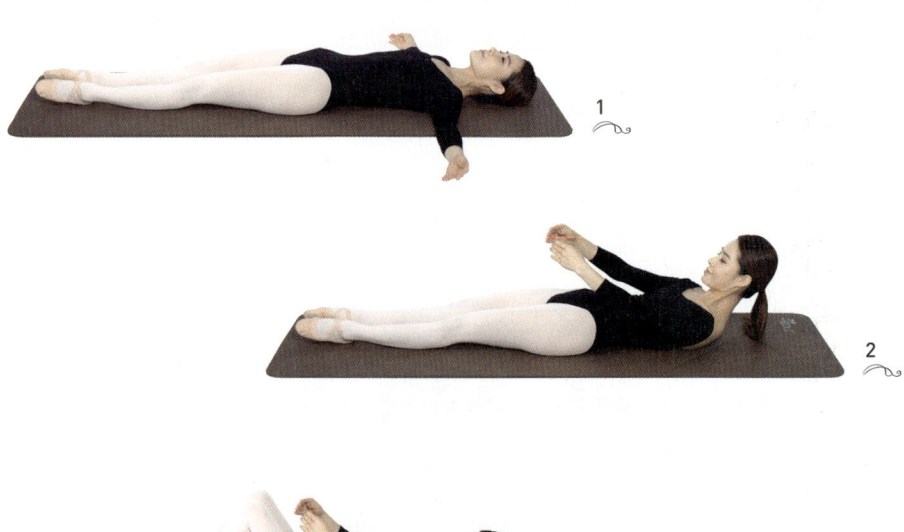

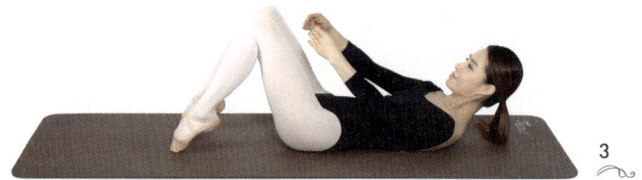

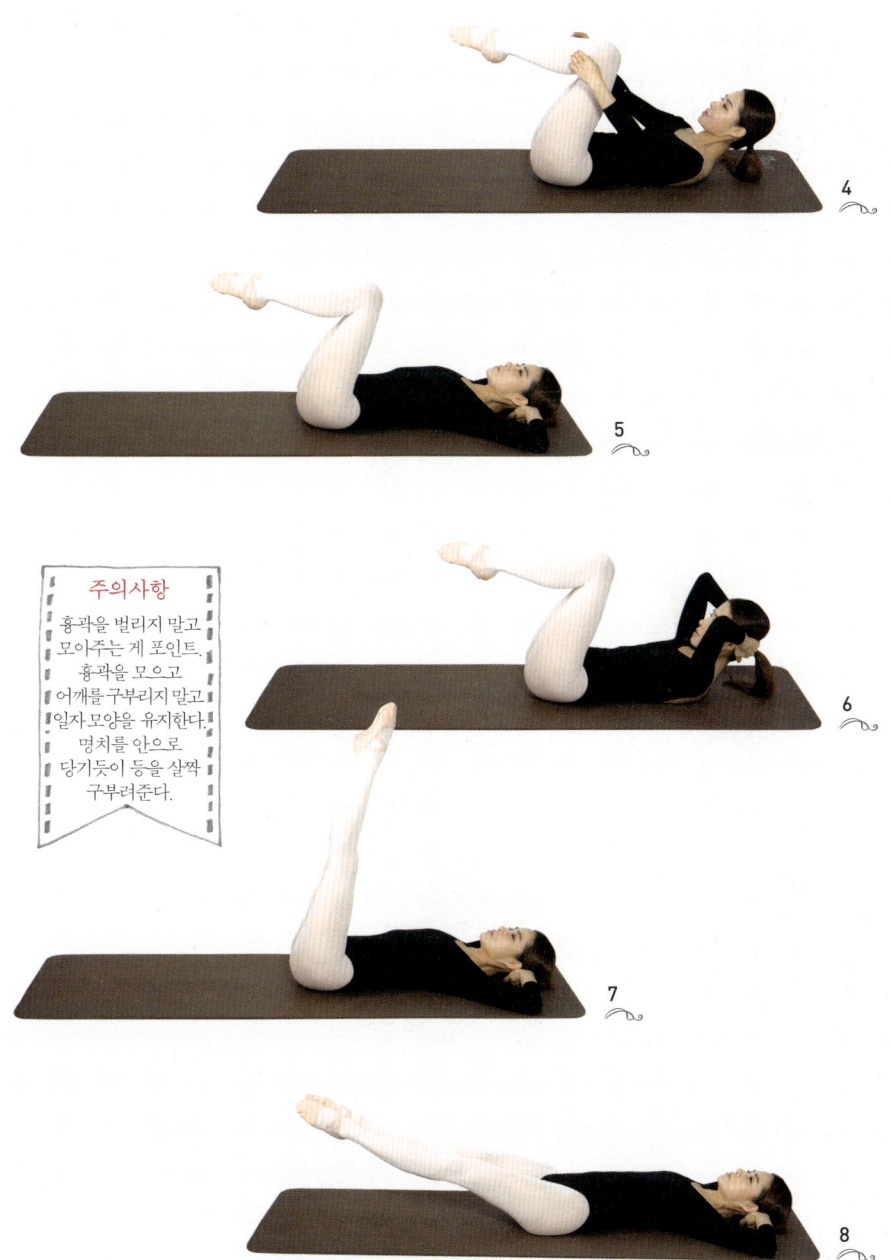

주의사항

흉곽을 벌리지 말고
모아주는 게 포인트.
흉곽을 모으고
어깨를 구부리지 말고
일자 모양을 유지한다.
명치를 안으로
당기듯이 등을 살짝
구부려준다.

탱탱 엉덩이 운동

예전에는 가슴이나 허리, 다리선에만 관심많았고, 엉덩이 관리에는 조금 소홀했는데 요즘은 남자나 여자나 모두 애플힙에 관심이 많다. 옷을 입어도 엉덩이가 처져 있거나 아예 없다면 옷의 맵시가 살지 않는다. 그래서 많이들 스쿼트를 하는데 난 엉덩이 운동을 할 때 스쿼트를 하지 않는다.

운동을 가르치는 선생님마다 추구하는 스타일이 각기 다른데 나는 허벅지 근육이 크게 발달하는 것을 좋아하지 않는다. 굴곡 없고 매끈하게 쭉 뻗는 선을 선호하기 때문이다.

스쿼트 운동이 엉덩이를 예쁘게 만드는 것은 확실하지만 허벅지 근육도 발달시킨다. 최대한 허벅지에 자극이 덜 가고 엉덩이만 운동하는 발레 동작 중 바뜨망 동작인 다리를 뒤로 들어주는 동작 위주로 스트레칭을 하면 허벅지는 절대 두꺼워지지 않는다. 만약 허벅지 근육을 크고 굵게 키우고 싶다면 발레가 아닌 다른 운동을 찾아보자.

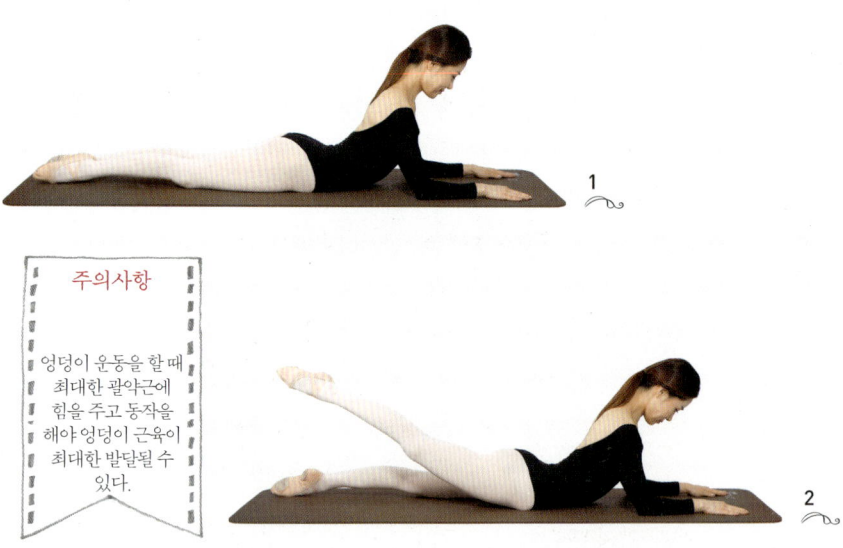

주의사항

엉덩이 운동을 할 때 최대한 괄약근에 힘을 주고 동작을 해야 엉덩이 근육이 최대한 발달될 수 있다.

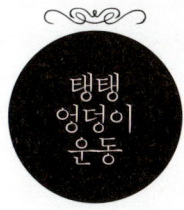

탱탱 엉덩이 운동

1. 엎드려 팔은 아나방 동작을 하고 팔꿈치에 힘을 주며 상체를 반만 당긴다.
2. 다리는 골반 너비 만큼 벌려 포인트한 후 오른쪽 다리를 들어 올린다. 30회 반복한다.
3. 다리를 플렉스 한 뒤 들어 올렸다 내렸다를 30회 반복한다.
4. 두 다리를 골반 너비 만큼 벌리고 양쪽 다리를 들었다 내렸다를 30회 반복 후 10초 동안 유지한다.
5-6. 바닥에 등을 대고 누워서 다리를 접어 올린 뒤 뒤꿈치를 들어 올리고 엉덩이에 힘을 주고 골반을 들어 올렸다 내렸다를 50회 반복한다.

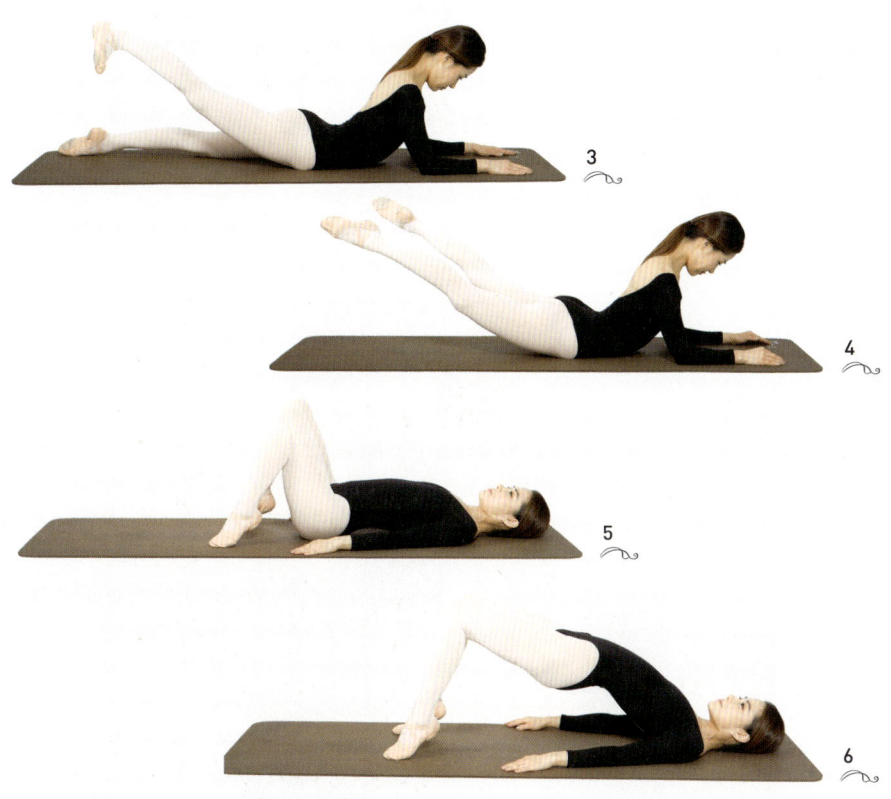

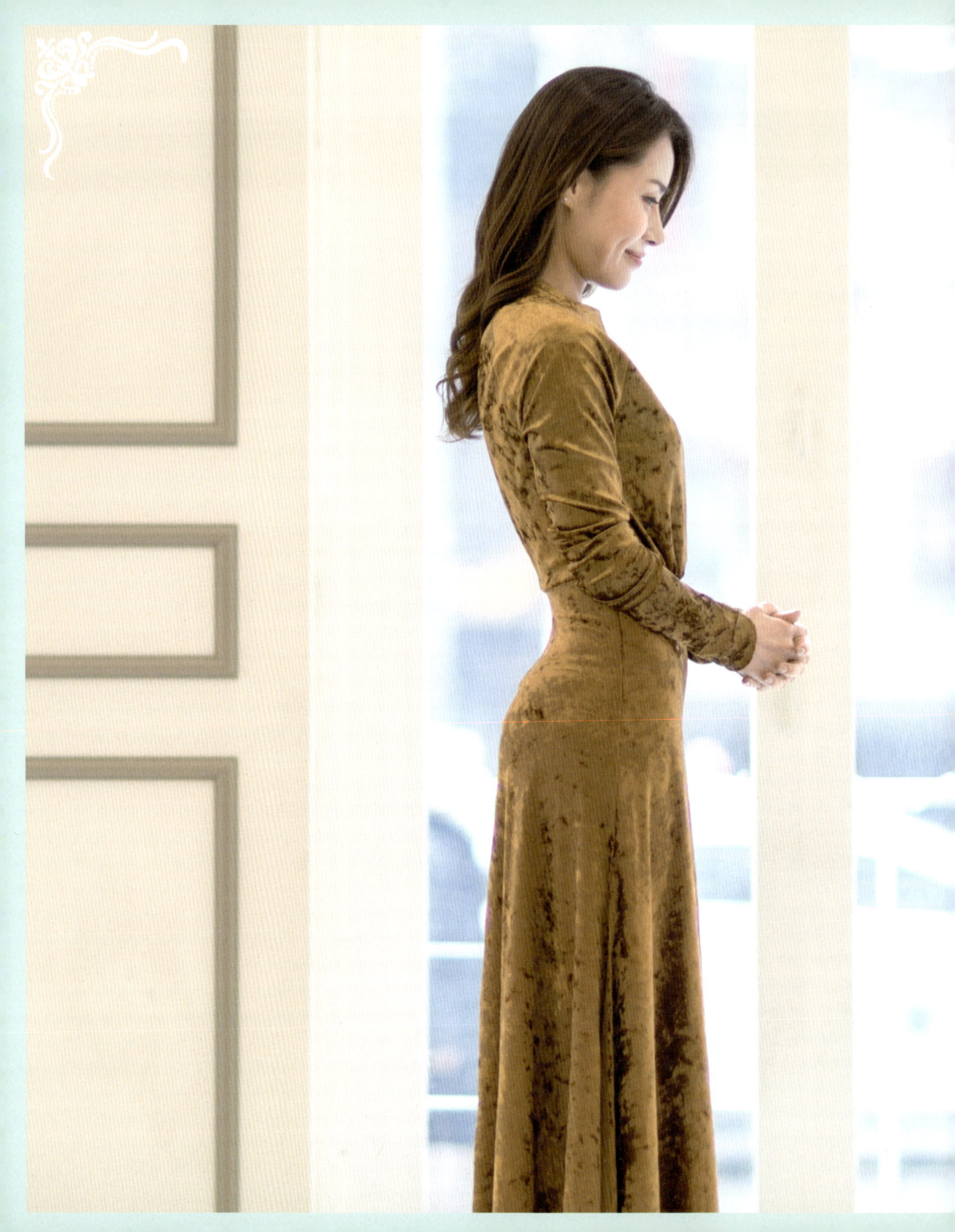

6

여배우 홈 발레
풀코스 스트레칭

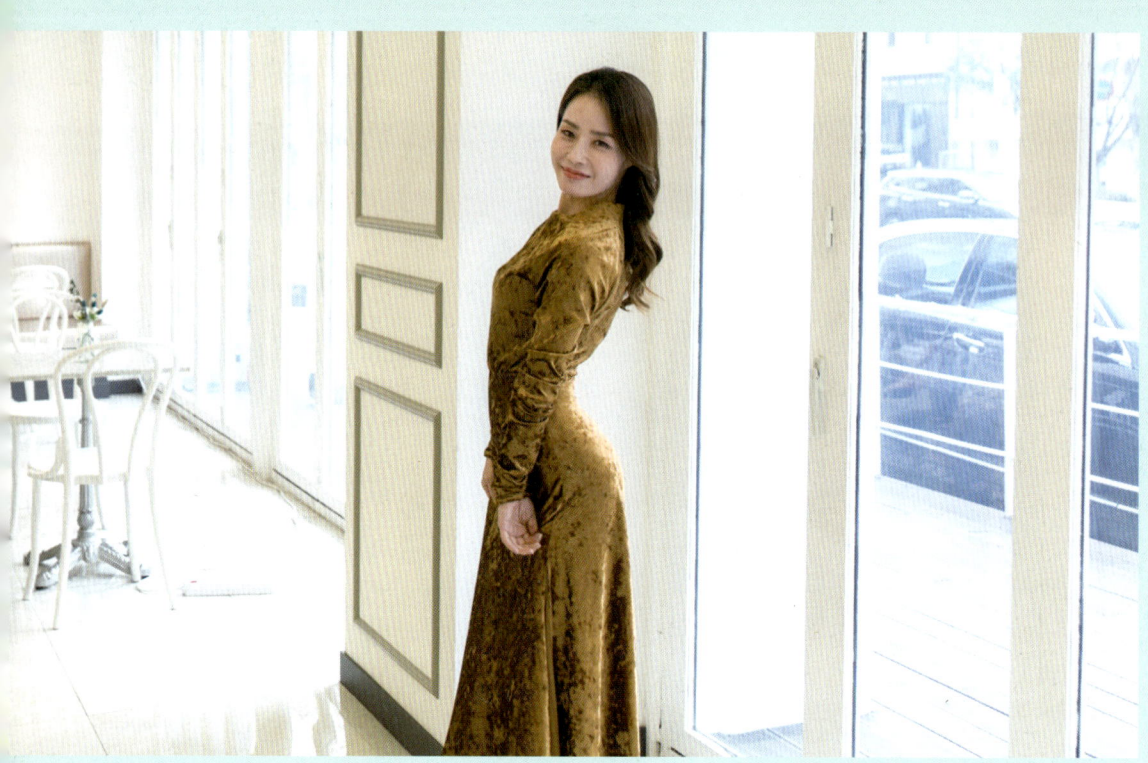

Home Ballet Stretching

온몸을 스트레칭을 하며 속삭인다.
나는 아름답다,
나를 사랑한다,
수고많았다,
예쁘다,
오늘 더 예뻐졌다,
고맙다.

연예인들에게 장점만 있을 것 같지만 단점도 있고 우리와 똑같이 몸매에 불만도 있다. 그들이라고 몸을 만드는 쉬운 비법이 있는 것이 아니다. 우리가 아는 방법을 그들도 안다. 몸이란 것은 너무도 오묘하고 솔직해서 내가 먹은 것보다 더 많이 움직이면 살이 빠진다. 어떻게 움직이냐에 따라서 근육이 크게도 발달할 수도, 작게 발달할 수도 있다. 그러나 여기부터 다르다. 우리는 알면서 시간이 없어 못하고 돈이 없어 못하고 힘들어서 못하지만 그들에게는 운동이 필수다. 그래서 아는 것을 실행에 옮긴다.

그들은 매일 사진 찍히고, 영상이나 사진으로 자기 자신을 객관적으로 바라볼 기회가 많다. 예쁜 곳과 부족한 곳이 확실히 보이고 모니터링하는 사람도 너무도 많다. 또한 연예계에는 대한민국에서 내로라하는 예쁘고 아름다운 사람들이 다 모여있어서 더 비교되고 부족한 부분이 더 도드라지는 것처럼 느껴져 스트레스 받기 쉬울 것이다.

누군가는 다리가 길어서 고민이고, 누군가는 키가 커서 고민이라고 하면 이해 안되는 고민일 수 있다. 하지만 그들에겐 정말 진지한 고민이다. 다리가 길다보니 허리가 짧아서 콜라병 몸매를 부러워하기도 하고, 키가 너무 커서 배역에 한계가 있을까봐 걱정하기도 한다. 그래서 그들은 발레 스트레칭을 한다. 시간이 나면 나와 함께 운동을 하고, 시간이 없으면 집에서든 밖에서든 꾸준히 운동을 한다.

발레 스트레칭이 좋은 점은 몸에만 좋은 변화가 일어나는 것이 아니라는 것이다. 좋은 음악을 들으면서 내 몸과 마음의 소리에 집중할 수 있고 내 정신까지 관리할 수 있다.

많은 배우들이 기대한 것만큼 관객의 사랑을 받지 못하거나, 연기를 하다가 지치기도 한다. 연기를 언제까지 할 수 있을지 걱정도 한다. 자기가 직접 제작하지 않는 한 누군가의 선택을 받아야 연기를 할 수 있는 것이지, 내가 하고 싶다고 할 수 있는 것이 아니다. 오늘 잘했다고 칭찬받아 자만하다가 바로 다음 작품에서 혹평을 받을 수도 있다. 아무리 감독님과 스탭들, 연기자들끼리 호흡이 좋았고 촬영한 작품이 작품성을 인정받아도 관객이나 시청자가 관심을 보이지 않으면 실패한 작품으로 잊히기 쉽다. 요즘처럼 인터넷이 발달한 시대에는 기사에 댓글들이나, SNS로 시청자 반응을 실시간으로 알 수 있어서 웬만한 정신력으로는 버티기 힘들다.

혼자 방에서 아무것도 안하면 더 무기력해지고, 사람들 앞에 나서는 것이 더 두려워진다. 그래서 배우는 정신력이 더 강해야 한다. 사생활이 노출되고 내가 한 말의 영향력이 어마어마하기 때문이다.

배우뿐만 아닌 다른 직업군에도 각자 나름의 힘든 일이 있다. 힘들 때마다 가까운 사람들과 이야기를 나누며 치유받아야 하고 몸을 움직여야 한다. 명상을 하는 것도 좋지만 발레 스트레칭처럼 클래식 음악을 들으면서 마음을 안정시키고 나 자신을 더 가꾸면 비관적으로 보이던 것들도 낙관적으로 보인다. 나를 더 아끼고 사랑하게 된다.

그래서 집에 혼자 있을 때 가만히 있지 않고 음악을 들으며 온몸을 스트레칭을 하며 속삭인다. 나는 아름답다, 나를 사랑한다, 수고많았다, 예쁘다, 오늘 더 예뻐졌다, 고맙다.

이 시간이 숙제나 훈련의 시간이 아니라 매일 바쁘고 힘들게 보내고 있는 나를 위한 치유의 시간, 가장 큰 선물이다.

가느다란 목 만들기

일자목은 근육과 인대의 문제다. 잘못된 자세와 습관으로 뼈의 배열을 담당하는 근육과 인대가 말 그대로 일자 형태로 굳어져서 일자목이 되는 것이다. 근육과 인대만 부드럽게 스트레칭을 하면 교정할 수 있다.

거북목 또한 잘못된 자세와 습관 탓으로 스마트폰과 컴퓨터가 가장 큰 원인이다. 목이 앞으로 굽어 승모근이 발달하면서 목이 더 앞으로 빠지게 된다.

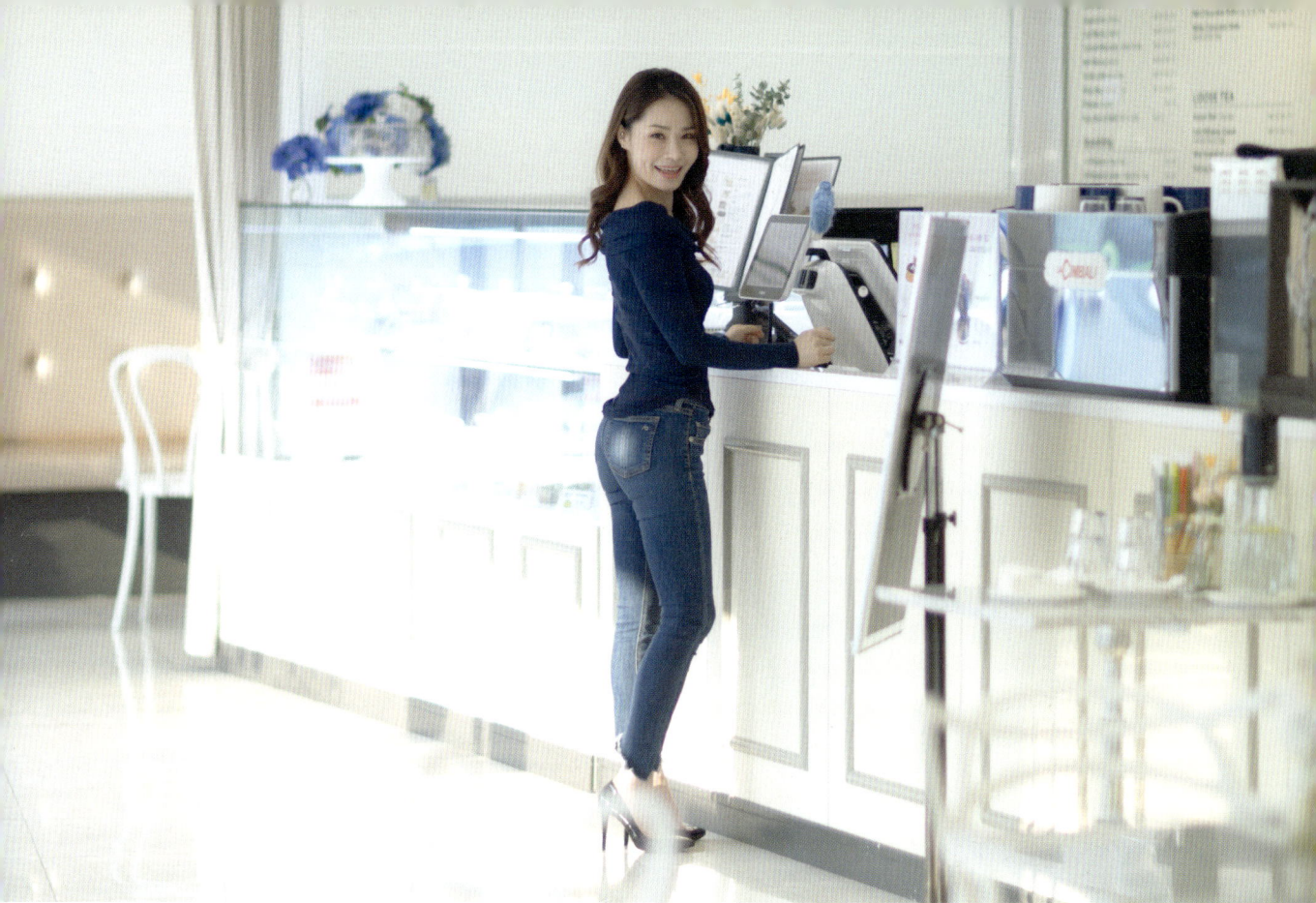

　이러한 원인을 알고 목 근육과 인대를 부드럽게 스트레칭을 하면 누구나 예쁜 목선을 가질 수 있다.
　일단 내 목이 일자인지 거북목인지 안 뒤 통증이 오는 부위를 정확히 파악해야 한다. 일자목은 뒷목이 당긴다. 거북목은 통증이 옆목을 타고 머리까지 이어져 편두통을 발생시키기도 한다.
　목 스트레칭 할 때 어깨가 고정된 상태로 스트레칭을 해야 목선을 바로잡을 수 있다.

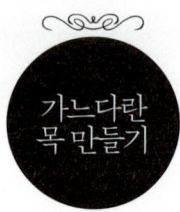

가느다란 목 만들기

1. 오른팔을 구부려 어깨와 팔꿈치가 일직선이 되게 한 뒤 허리선에 둔다.
2. 왼팔을 오른쪽 귀 위에 살짝 올려놓고 왼쪽으로 당겨준다. 8초 동안 유지한다.
3. 턱을 45도 들어 앞쪽 당김을 느낀다. 8초 동안 유지한다.
4. 턱을 45도 아래로 당겨 승모근의 당김을 느낀다. 8초 동안 유지한다. 반대쪽도 반복한다.
5. 양손을 쇄골라인 아래에 대고 살을 아래로 당기며 턱은 살짝 들어 올려 목 앞 근육의 당김을 느낀다. 8초 동안 유지한다.
6. 양손을 깍지를 끼고 머리 정수리 부분에 대고 천천히 턱을 아래로 당겨 뒷목의 늘림을 느낀다. 8초 동안 유지한다.

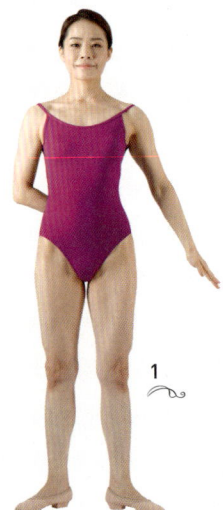

1

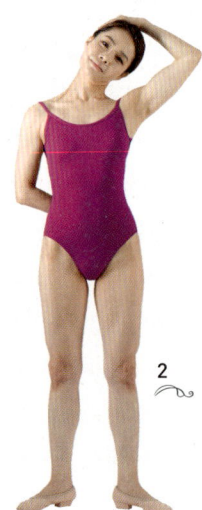

2

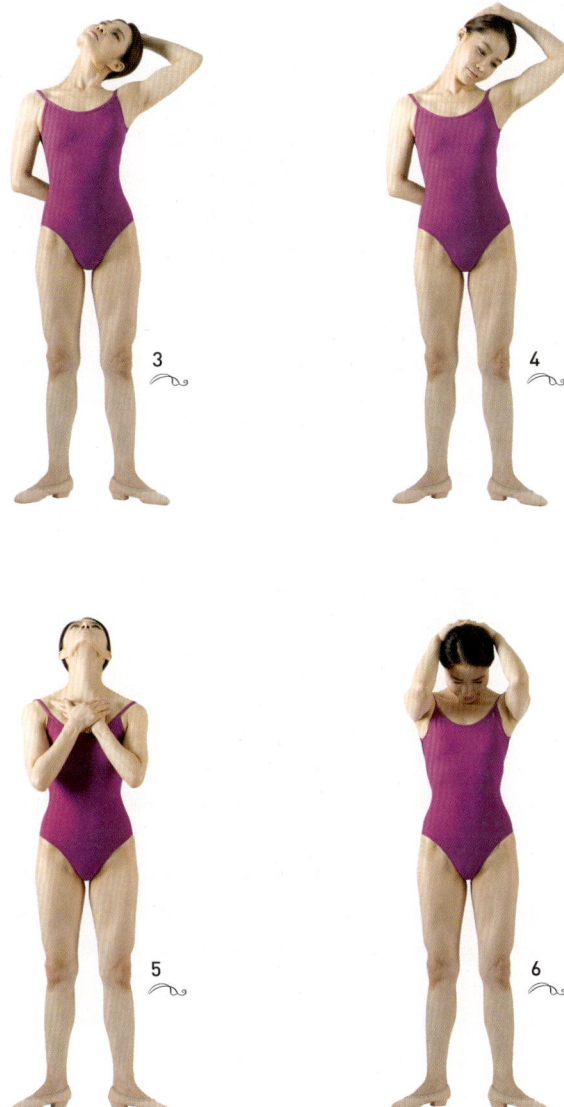

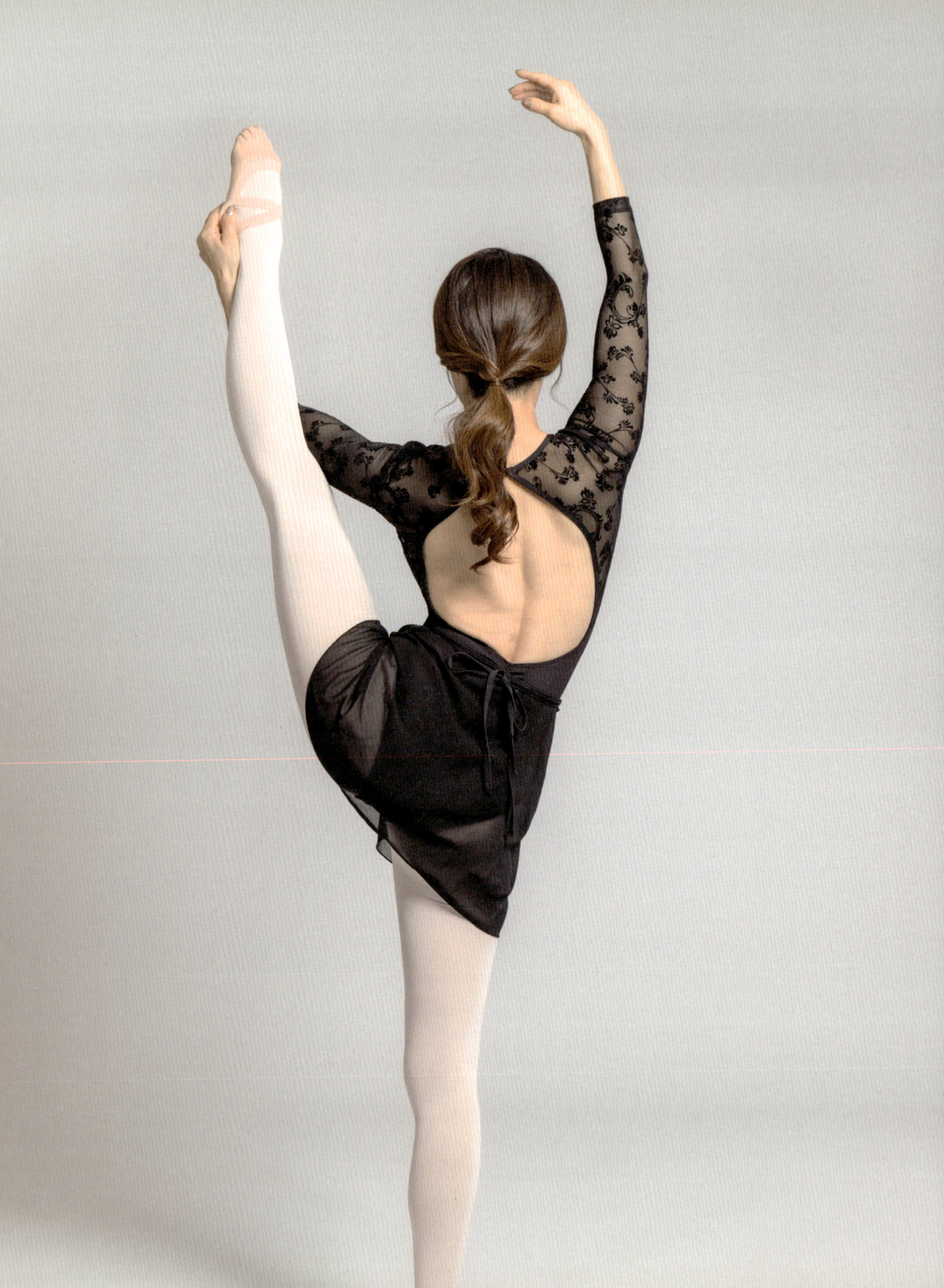

매끈한 어깨선 만들기

우묵하게 파여야만 예쁜 쇄골라인이라고 생각하면 안 된다. 바르게 펴진 일자에 승모근이 올라오지 않고 가지런한 어깨선도 만들어야 한다. 그렇게 만들려면 등이 굽어도 안되고, 어깨가 안으로 말리지도 않아야 한다.

발레리나나 운동을 전문적으로 하는 사람들 이외에 대부분은 쇄골에 살이 없어야 쇄골이 선명하게 나온다고 생각한다. 하지만 살이 문제가 아니라 어깨선을 얼마나 바르게 만드는가에 따라 쇄골의 모양 및 어깨선이 좌우된다.

일자 쇄골라인을 만들려면 최대한 어깨를 뒤쪽으로 스트레칭해서 승모근을 뒤쪽으로 내려 보내야 한다.

V자 쇄골은 등과 어깨가 앞으로 말려 뼈가 V형태로 굳은 것이다. 어깨를 뒤로 보내는 연습만 해도 어깨선 및 쇄골 형태를 바꿀 수 있다.

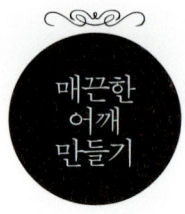

매끈한 어깨 만들기

1-2 어깨를 귀에 닿을 정도로 올렸다가 손끝에 힘을 주며 천천히 내린다.

3-5 앙바 자세에서 어깨를 고정하여 최대한 눌러주고 오른팔은 앙바에서 아나방과 알라스꽁드 자세를 취한다. 오른팔 8번, 왼팔 8번을 각각 반복한다.

6-10 어깨를 눌러 고정하고 팔은 아나방, 알라스꽁드 자세를 이어 한 후 팔을 최대한 늘려 천천히 내린다. 반대쪽도 반복한다.

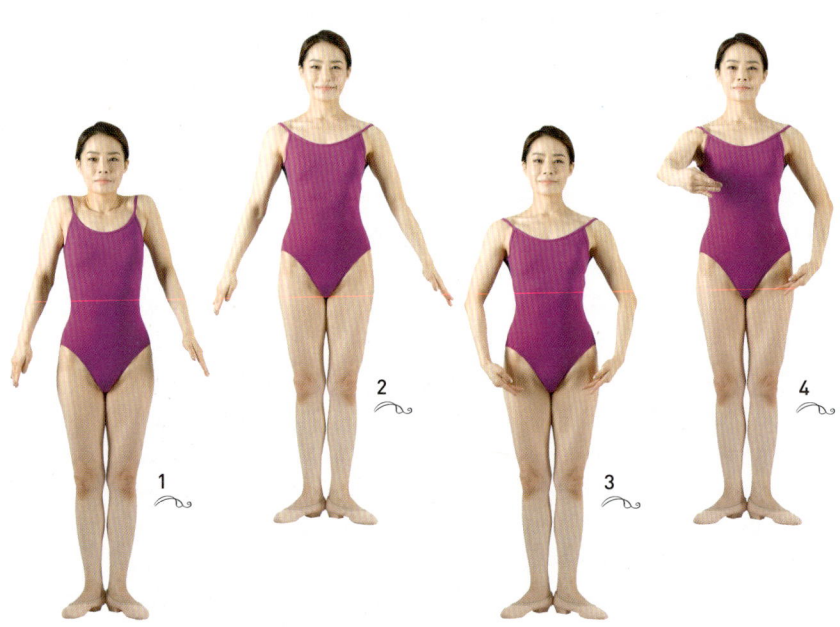

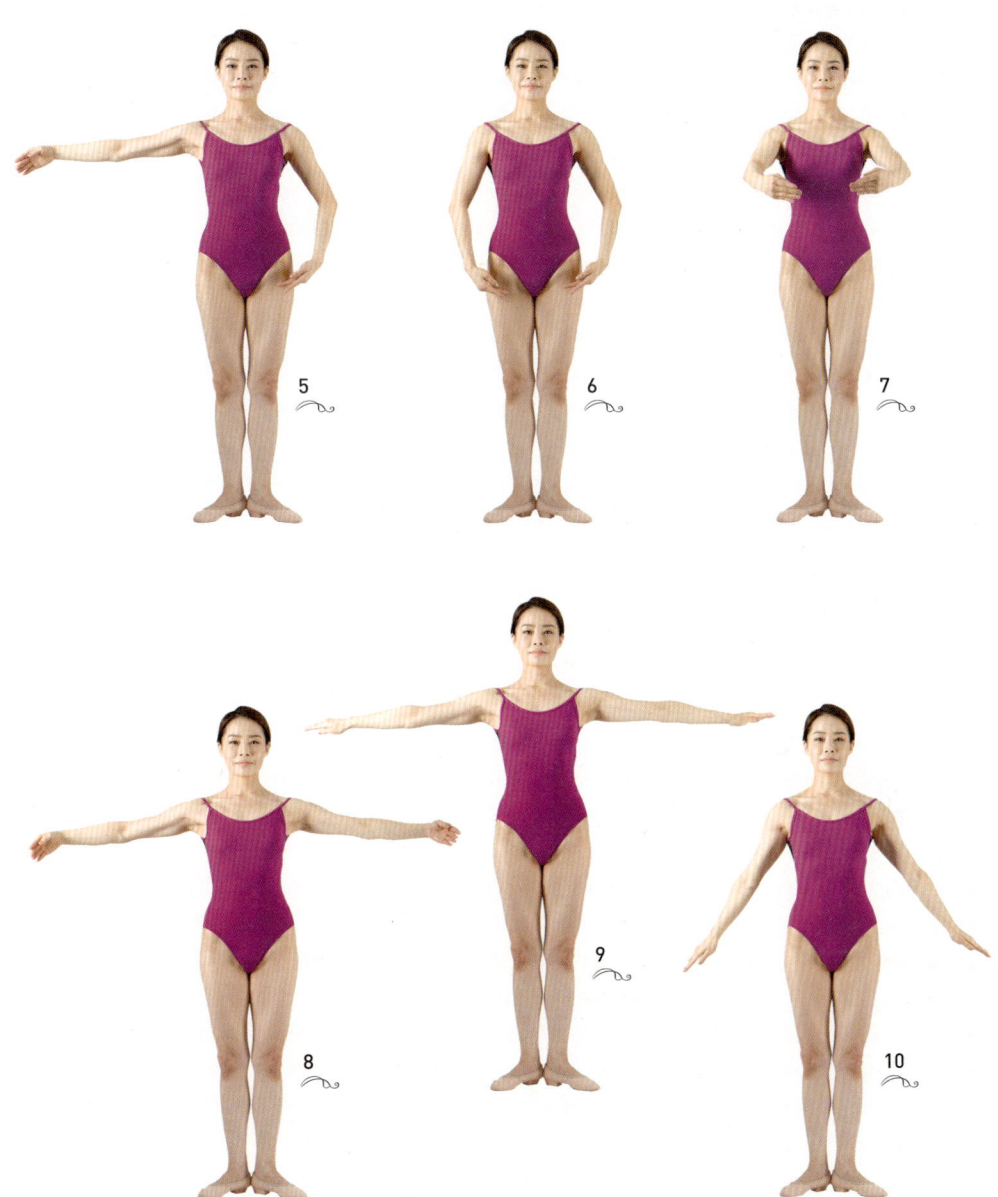

가늘고 긴 팔 만들기

팔 근육을 안쓰면 팔의 살이 찌고 처진다. 또한 혈액 순환이 안 되어도 팔의 살이 안 빠진다. 마른 여성이라도 탄력 없이 출렁이며 늘어지는 팔뚝살은 스트레스가 될 수밖에 없다. 이뿐만 아니라 옷 사이로 보이는 겨드랑이살이나 울퉁불퉁한 셀룰라이트까지 더해지면 팔이 드러나는 옷을 입는 것이 꺼려지고 두렵기까지 하다.

그런 경우 어깨를 고정시킨 상태에서 팔의 안쪽 근육을 자극한다면 겨드랑이부터 안근육까지 찌릿함을 느껴 혈액 순환도 원활하게 되고 팔선도 바로잡을 수 있다. 또한 손바닥을 따뜻하게 한 상태로 팔을 잡고 마사지해서 혈액 순환을 도와 운동 효과를 극대화시킬 수 있다.

어깨를 일자선으로 만들어서 고정한 상태로 팔꿈치에 힘을 두고 최대한 팔은 늘린다는 생각으로 스트레칭을 해야 한다.

1-2 앙바 동작에서 어깨를 고정시키고 오른팔은 알라스꽁드 자세를 취하며 팔을 쭉 편다.
3 손목을 위로 꺾어 안쪽 당김을 느낀다.
4-6 어깨와 팔꿈치는 고정하고 팔을 구부렸다 쭉 폈다를 8번씩 3회 한다.
7 어깨를 눌러 팔은 천천히 내려준다. 반대쪽도 반복한다.

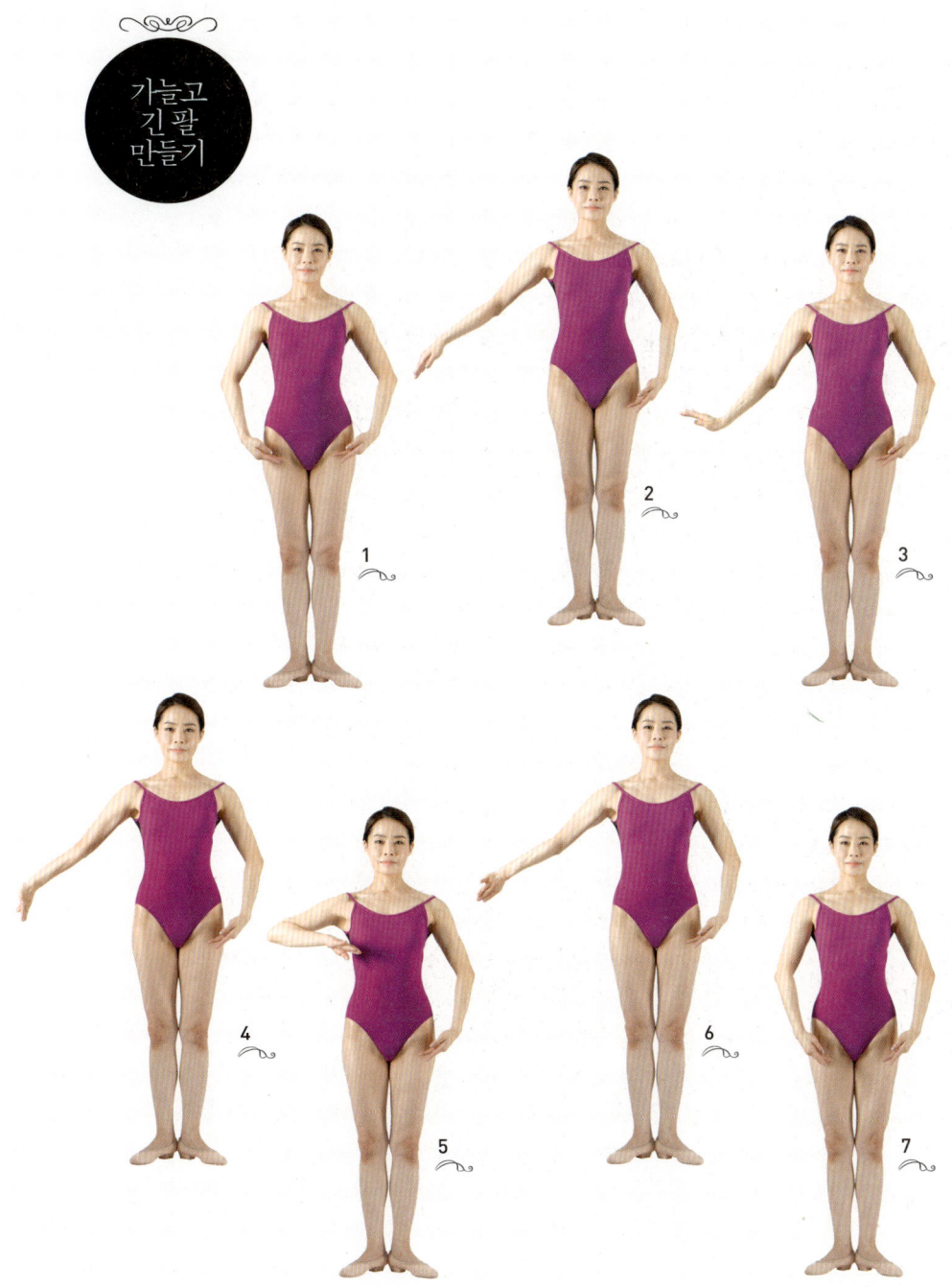

온몸 늘려 세우기(풀업)

우리의 일상을 가만히 바라보면 온몸의 근육이 경직될 수밖에 없다. 앉아 있는 시간이 길고 목을 앞으로 쭉 빼고 컴퓨터를 하고, 손에는 언제나 휴대폰을 들고 있고, 출퇴근 시간에는 꽉 막힌 도로에서 좁은 공간에 앉아 팔 펴고 벌 받듯 운전을 한다. 일에 지쳐서 운동할 생각은 하지도 못한다. 그렇게 늘 긴장 상태로 온몸을 구부리고 있다보니 몸의 근육이 뭉칠 수밖에 없다. 몸이 바르게 서기 위해 가장 중요한 것이 최대한 내 몸을 늘리고 펴는 것이다. 몸을 늘리고 바로 세워야 허리디스크나 오십견 등도 예방할 수 있다.

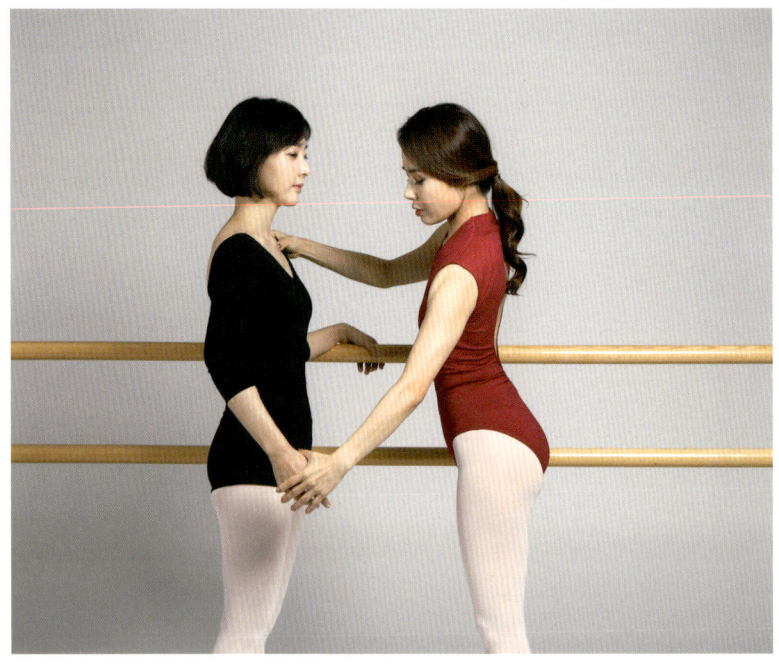

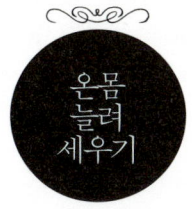

온몸 늘려 세우기

1. 팔은 앙바 동작을 취한다. 허리를 세우고 상체를 위로 세운다는 느낌으로 늘린다.
2. 팔을 위로 올리며 허리는 고정하고 상체를 뒤로 쭉 늘린다.
3. 깍지를 끼고 흉각을 들어 팔은 최대한 뒤로 펴서 상체의 늘림을 느낀다.

주의사항

절대로 상체를 뒤로 꺾지 말고, 들어 세워 위로 뽑아 늘린다는 느낌으로 동작을 한다.

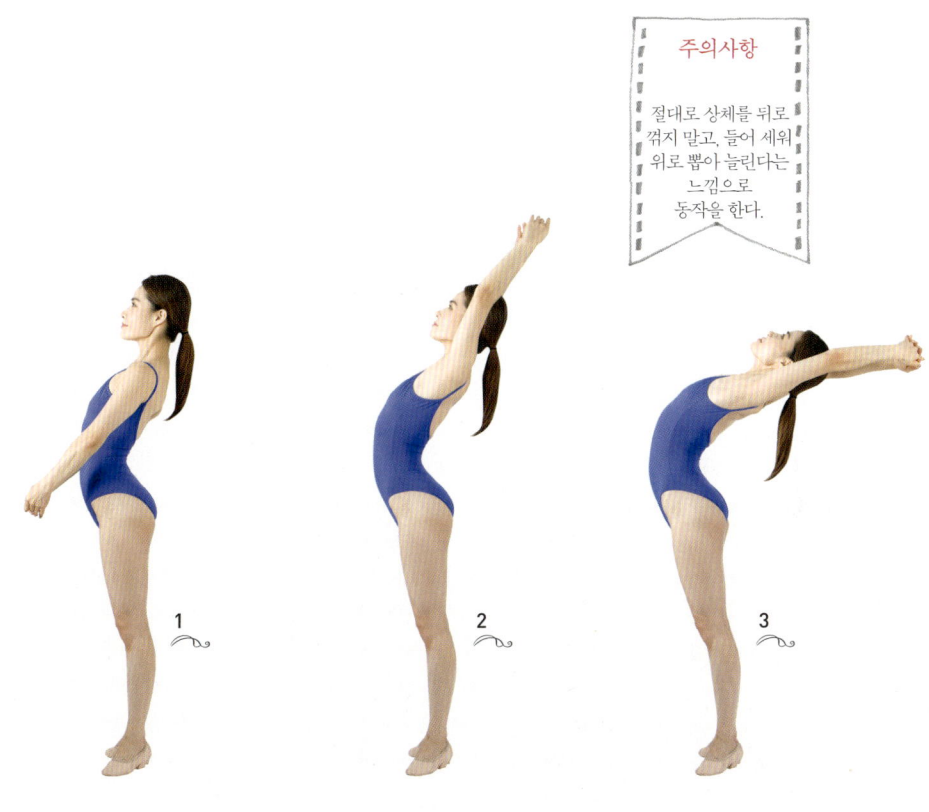

오른쪽, 왼쪽 흉곽 아래 허리선 만들기

옆구리 운동만 한다고 옆구리가 날씬해지는 것은 아니다. 옆에서 볼 때 어깨부터 엉덩이까지 이어지는 선이 C자가 되게 상체를 들어 옆구리를 자극하면 옆선이 예뻐진다. 하지만 이것은 척추에 문제가 없는 상태에서 효과가 있다. 척추가 바르지 않은 상황이라면 먼저 교정을 받아야 한다.

척추측만증은 몇 가지 방법으로 자가진단 할 수 있다.
● 똑바로 섰을 때 양쪽 어깨, 손끝, 등의 높이가 다른 경우 ● 바로 누웠을 때 발끝의 위치가 다른 경우 ● 허리를 구부렸을 때 돌출되는 부분이 있는 경우

이 중 한 가지라도 해당하는 문제가 있다면 병원 진료를 먼저 받도록 하자. 척추측만증을 방치하면 척추 상태가 악화되면서 목·등·어깨 결림 등의 증상이 나타난다. 심할 경우 갈비뼈·골반이 변형되어 호흡부전이나 소화기능 약화 등 다양한 합병증이 발생할 수 있으므로 정확한 진단과 치료가 필요하다.

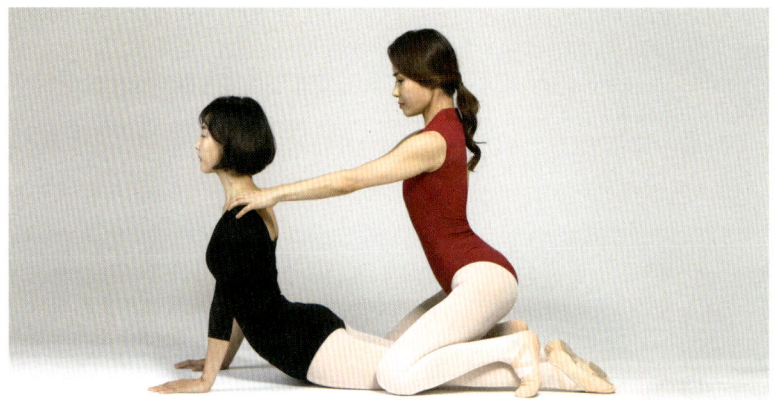

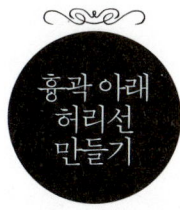

흉곽 아래 허리선 만들기

1. 몸을 정면으로 향하게 한 뒤 양손을 뒤로 깍지 껴서 등을 조이고 가슴은 앞을, 머리는 위로 향하게 한다. 앞무릎을 플리에 해서 등과 허리에 자극이 오게 한다.
2. 중심을 가운데로 이동한 뒤 무릎을 구부려 등과 허리에 자극이 오게 한다.
3. 깍지 끼고 허리로 등 근육에 힘을 모은다. 상체는 위로 뻗고 왼쪽 다리를 들어 밸런스를 8초 동안 유지한다.
4. 팔은 알라스꽁드 자세를 취하고 상체가 앞으로 쏠리지 않게 중심을 잡으며 8초 동안 유지한다.

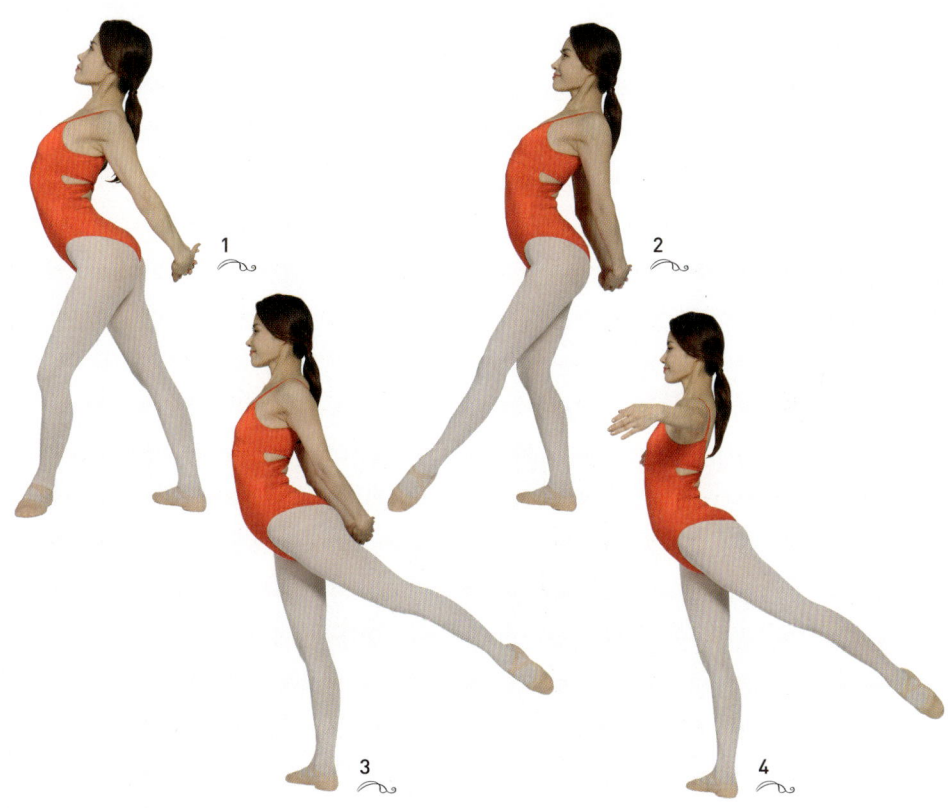

등선 만들기

등이 예쁜 사람은 등에 살도 없지만 뒷날개가 나와 있고 등이 굽지 않고 평평해 보이며 팔을 움직일 때마다 날개 움직임이 크다.

그러기 위해 어깨가 앞으로 말리지 않게 등 근육을 키워야 한다. 또한 흉곽과 마찬가지로 살이 찌면서 뒷날개 사이로 살이 차오르면 등을 넓게 만드니 최대한 날개가 접히도록 등을 조이는 운동으로 등을 자극 시키고 근육을 키워야 등살이 생기지 않고 등이 굽지 않는다.

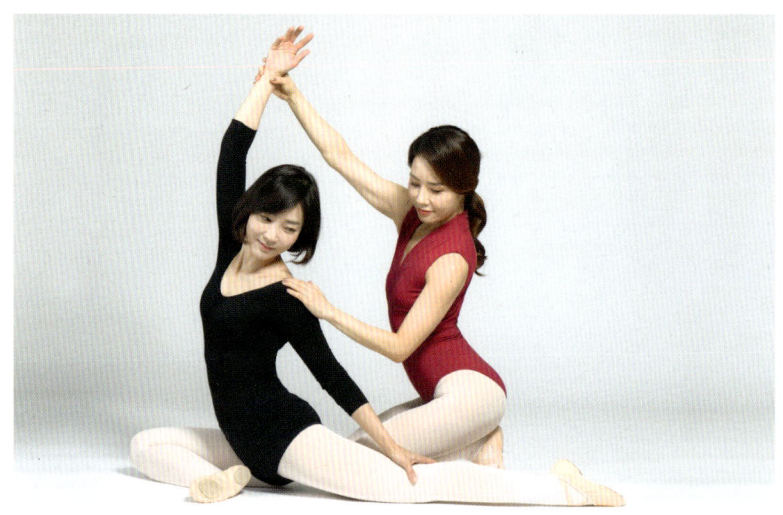

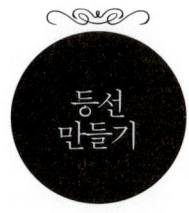

등선 만들기

1. 4번 동작에서 왼쪽 다리를 쭉 펴 포인트한다. 팔은 최대한 뒤로 하고 허리를 쭉 편다. 8초 동안 유지한다.
2. 깍지를 끼고 등 조임을 느낀다. 8초 동안 유지한다.
3. 중심을 가운데 두고 오른발을 구부려 플리에. 허리와 등에 자극을 느낀다.
4. 무릎을 펴고 팔은 앙오 자세를 취한다.
5. 어깨를 누르면서 천천히 팔을 뒤로 내린다.

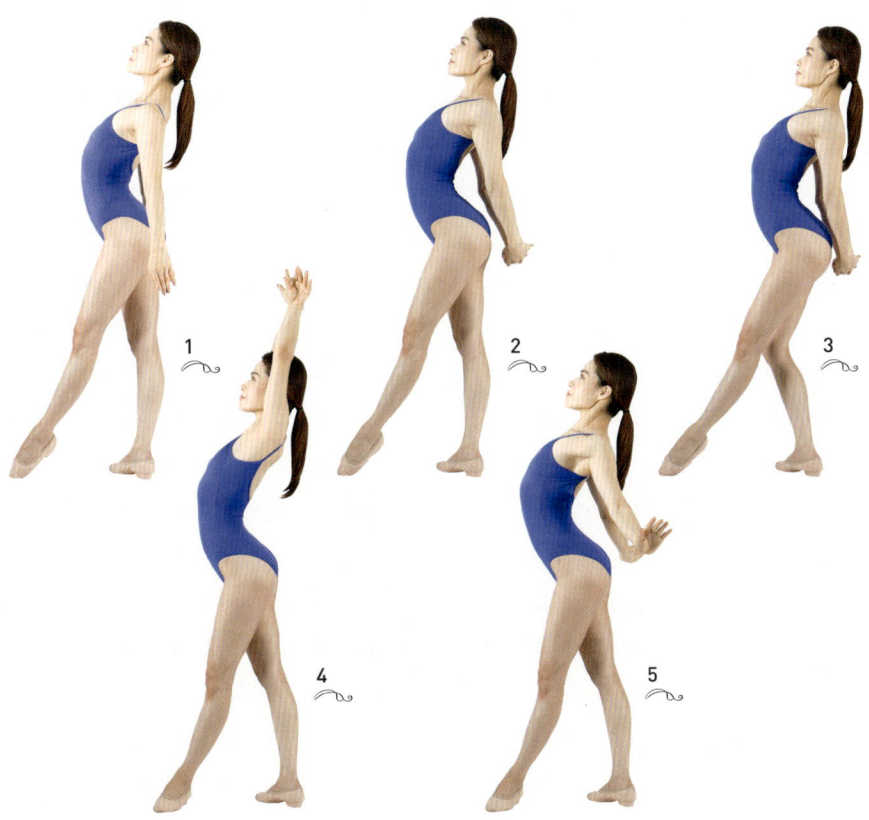

튜브살 허리선 만들기

몸에 딱 붙는 원피스나 청바지, 셔츠 등을 입었을 때 골반 위, 갈비뼈 아래쯤에서 삐져나오는 살. 바로 옆구리살이다. 업무 때문에 하루 종일 앉아있어야 하는 직장인이나 출산 이후 급격히 살이 찐 여성에게서 옆구리살을 흔히 찾아볼 수 있다. '머핀살'이라고도 불리는데 그 이유는 먹음직스럽게 부푼 머핀과 볼록하게 솟아있는 옆구리살의 모습이 닮았기 때문이다.

옆구리살을 손으로 살짝 꼬집었을 때 2센티미터 정도 잡힌다면 관리할 필요가 있다. 옆구리살은 가장 빼기 힘든 살 중 하나로, 다이어트를 하는 많은 사람들에게 큰 고민이기도 하다. 특히 평소 운동량이 적고 상체에 살이 잘 찌는 체질이라면 옆구리살 운동만 집중적으로 해도 살이 잘 빠지지 않는다. 틈틈이 복근을 강화하는 스트레칭을 자주 하면 옆구리살을 빼는 데 도움이 된다.

스키니진이나 몸에 착 붙는 티셔츠를 맘껏 입고 싶거나 여름에 비키니를 입고 싶다면 옆구리살은 반드시 해결해야 할 과제다.

1 다리는 2번 자세. 팔은 알라스꽁드 자세를 취한다.
2 오른손은 앙바, 왼손은 앙오 자세를 취한다.
3 왼쪽 옆구리가 늘어나는 느낌으로 오른쪽으로 몸을 최대한 늘린다.
4 팔을 앙오 자세를 취해 다시 오른쪽으로 몸을 최대한 늘린다.
5 반대쪽도 반복한다.

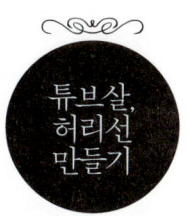
튜브살,
허리선
만들기

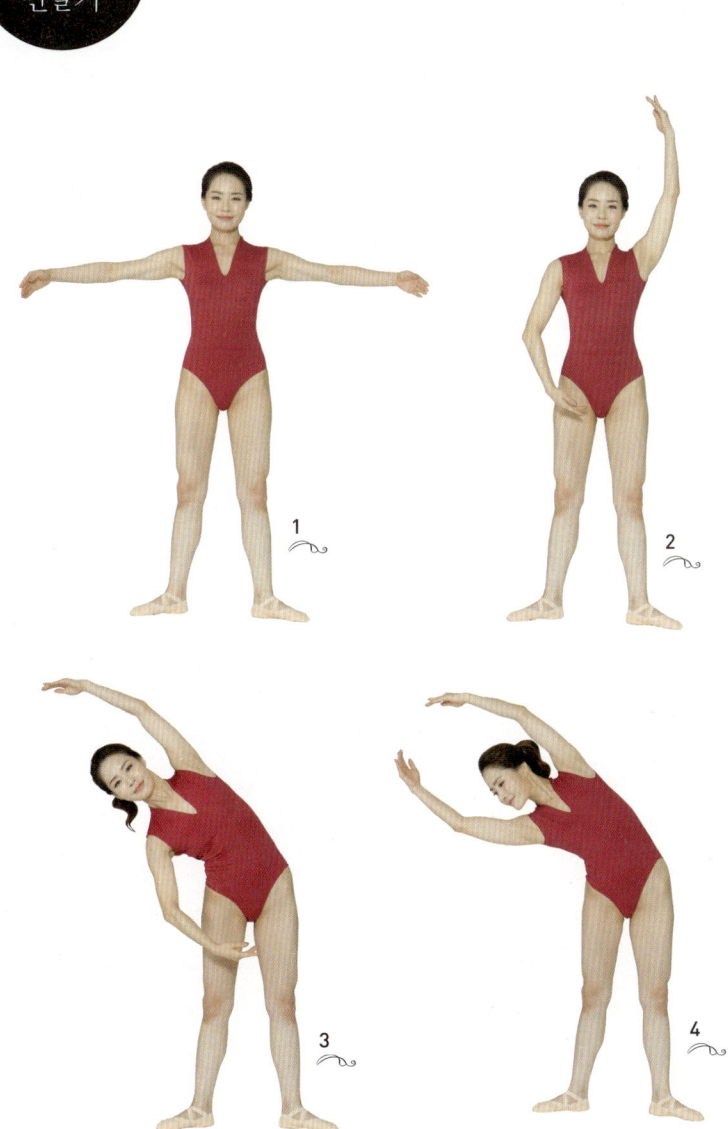

다리선 스트레칭

하체 비만 체형을 보면 대부분 골반 아래로 살이 차올라 상체에 비해 다리에 살이 찌는 경우가 많다. 살이 하중으로 몰려 앉거나 서 있어도 하체에 혈액 순환이 안 되고 하체의 부종이 살이 되는 경우도 많다.

해결 방법은 간단하다. 앞에서 배웠듯이 상체를 들어 세워 몸을 가볍게 해서 하체가 눌리지 않게 하는 것이다. 또한 고관절 스트레칭과 다리 스트레칭으로 혈액 순환을 원활하게 하면 다리선을 예쁘게 만들 수 있다.

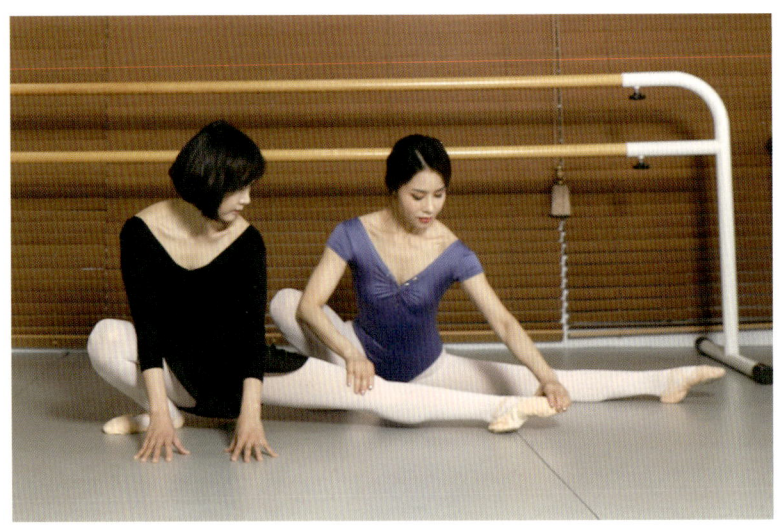

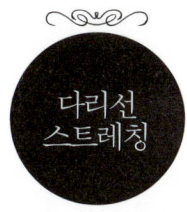

다리선 스트레칭

1. 다리를 모아 상체를 앞으로 숙여 두 다리의 당김을 느낀다. 8초 동안 유지한다.
2. 오른발을 앞에 놓고 왼발은 뒤로 플리에 하며 오른쪽 허벅지의 뒤 당김을 느낀다. 오른쪽 발끝은 플렉스 하며 종아리 당김을 느낀다. 8초 동안 유지한다.
3. 양쪽 다리를 더 벌려 상체를 더 깊숙이 숙여 양쪽 당김을 느낀다.
4. 팔은 알라스꽁드 자세를 취하고 허리를 앞으로 쭉 늘려 엉덩이 아랫부분의 당김을 느낀다.

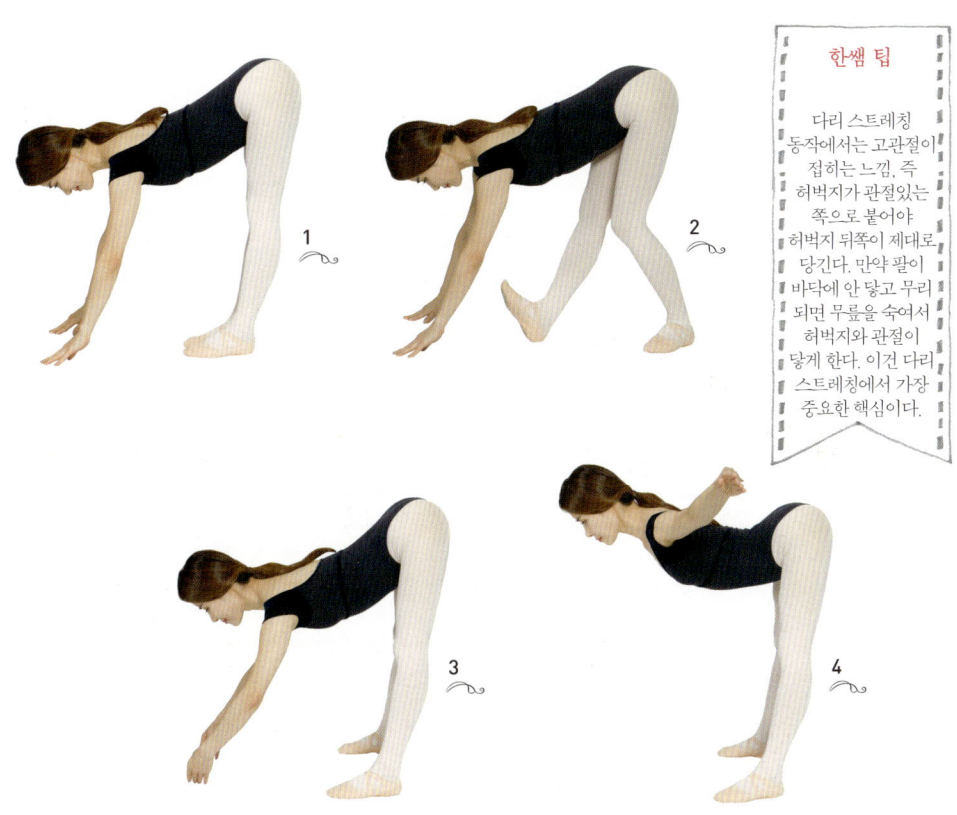

한쌤 팁

다리 스트레칭 동작에서는 고관절이 접히는 느낌, 즉 허벅지가 관절있는 쪽으로 붙어야 허벅지 뒤쪽이 제대로 당긴다. 만약 팔이 바닥에 안 닿고 무리 되면 무릎을 숙여서 허벅지와 관절이 닿게 한다. 이건 다리 스트레칭에서 가장 중요한 핵심이다.

예쁜 종아리와 발목 만들기

　발목은 우리의 올바른 자세를 유지하고 일상생활을 유지하는 데 필요한 것은 물론이고, 운동을 할 때도 많은 움직임을 소화해주는 곳이기 때문에 매우 중요한 역할을 한다. 한번 문제가 생기면 운동이 불가능하고, 발목을 다쳐 활동량이 줄면 여러 추가 질환까지 생길 수 있으니 주의해야 한다.

　그만큼 자기의 발목 상태를 잘 알아야 한다. 발목은 발이나 다리 모양에 따라 얇거나 굵은 형태를 보인다. 발바닥이 두껍고 발등이 높으면 당연히 발목도 두껍다.

　이런 경우는 대부분 팔자걸음이거나 서 있을 때 중심이 새끼발가락 쪽, 즉 바깥으로 서 있을 것이다. 반면 발 디딜 때 안쪽 엄지 쪽으로 서 있으면 발목은 얇지만 걸음이 약간 안짱다리일 것이다.

　그러니 팔자걸음이라면 엄지 쪽으로 힘을 모아 바닥에 평편하게 발을 딛고, 안짱걸음이라면 새끼발가락 쪽으로 힘을 주어 바닥을 평편하게 디딘다고 생각하면 예쁜 발목과 종아리를 만들 수 있다.

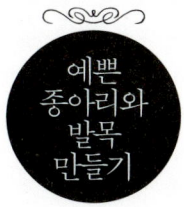

예쁜 종아리와 발목 만들기

1   손은 골반에 얹고 엄지발가락을 앞으로 향하게 11자로 유지한다.
2   엉덩이를 조이고 뒤꿈치를 최대한 들어 올렸다 내렸다를 10회 반복한다.
3   발로 턴아웃 자세를 취한다.
4   엉덩이를 조이고 뒤꿈치를 최대한 들어 올렸다 내렸다를 10회 반복한다.

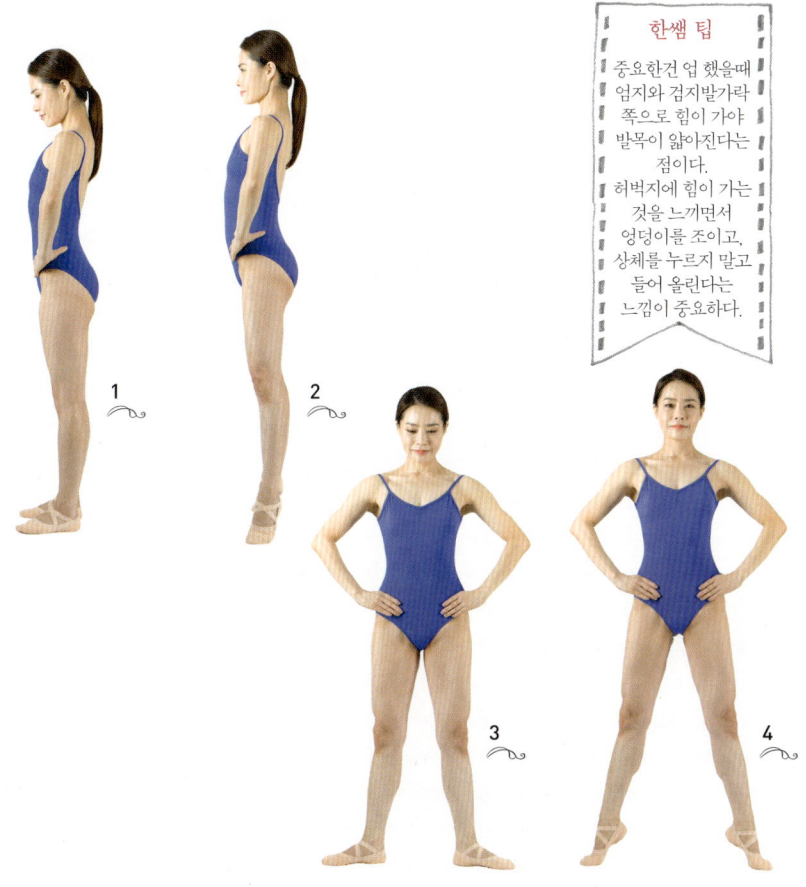

한쌤 팁

중요한건 업 했을때 엄지와 검지발가락 쪽으로 힘이 가야 발목이 얇아진다는 점이다. 허벅지에 힘이 가는 것을 느끼면서 엉덩이를 조이고, 상체를 누르지 말고 들어 올린다는 느낌이 중요하다.

골반 만들기

운동 부족과 불규칙한 생활 습관, 구부정한 자세로 골반이 틀어지고 척추 정렬 상태가 깨지면서 우리 몸은 약해지고, 점차 뻣뻣해진다. 더욱이 일상 속 여러 제품들이 점점 더 자동화되고 앉아 있는 일이 많아지며 움직일 일이 줄고 있다. 기초체력도 더 떨어지고 혈액 순환 문제도 발생한다.

많은 사람들은 몸이 원래 뻣뻣하게 태어나서 유연성이 떨어진다고 생각한다. 하지만 구조적으로 심각한 문제를 제외하면 나머지는 근력과 연관성이 높다. 그러므로 유연성은 기초 근력을 확보하면 개선되므로 벌써 포기할 문제가 아니다.

라인을 살리는 데도 골반의 모양은 중요하다. 다리선이나 엉덩이 모양을 좌우하기 때문이다. 그리고 골반이 유연해야 혈액 순환이 잘 되서 뱃살이나 허벅지 살도 덜 찐다. 골반이 벌어지지 않고 뻣뻣한 사람들의 골반이 대부분 작다. 반면 골반이 넓은 사람들을 보면 유연성도 좋고 개구리 자세도 잘된다.

그렇다고 골반이 크다고 무조건 좋은 것은 아니다. 골반이 작은 사람은 최대한 다리를 벌려 골반을 넓히면 되지만, 골반이 큰 사람은 스트레칭을 해도 자극이 잘 오지 않아 몸의 변화가 느리다. 그러므로 최대한 다리를 모아 골반을 좁히는 운동을 해야 한다.

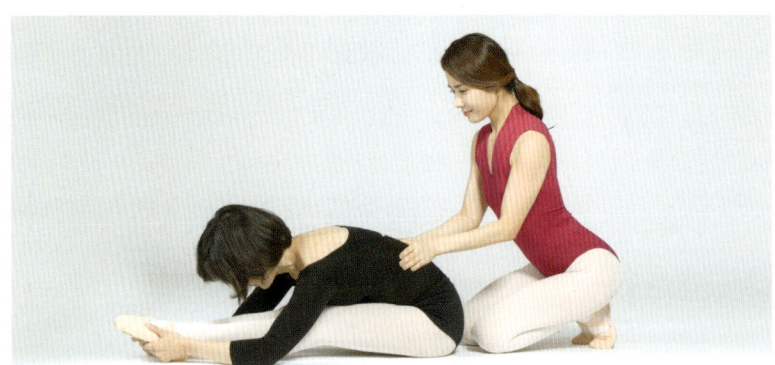

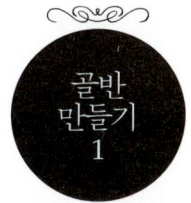

골반 만들기 1

● 골반이 작은 사람

1. 두 발바닥을 붙이고 양손으로 두 발목을 잡는다.
2. 무릎을 바닥에 닿게 한다.
3. 허리가 꺾이지 않게 골반을 접어 몸을 앞으로 숙인다.
4. 양팔을 앞으로 최대한 편다.

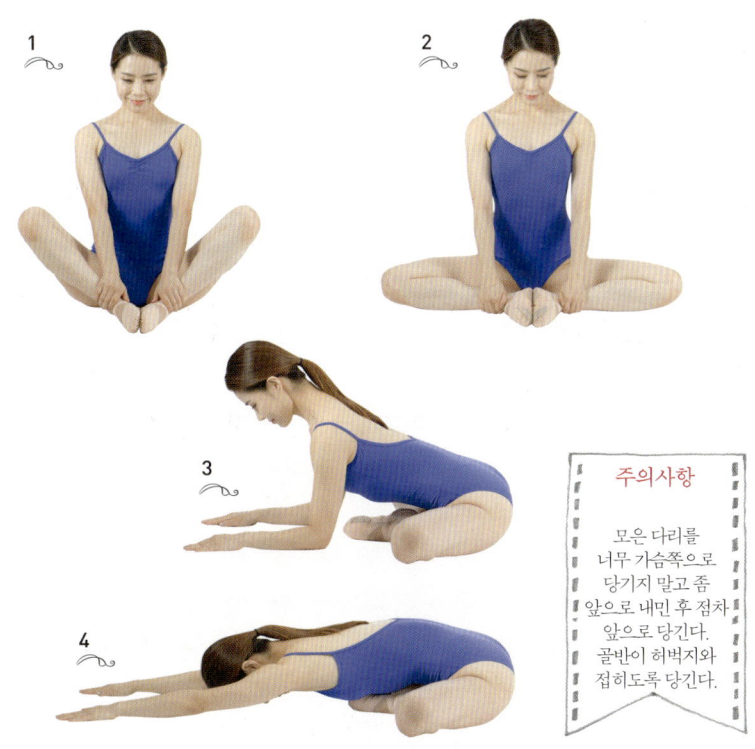

주의사항

모은 다리를 너무 가슴쪽으로 당기지 말고 좀 앞으로 내민 후 점차 앞으로 당긴다. 골반이 허벅지와 접히도록 당긴다.

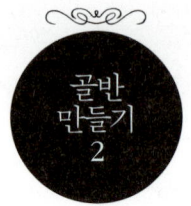

골반 만들기 2

- **골반이 큰 사람**

1 오른발을 ㄱ자로 만들어 다리를 포갠다.
2 무릎과 골반이 일자가 되게 하고 상체를 천천히 앞으로 숙인다.
3 반대쪽도 반복한다.

> **주의사항**
> 무릎과 골반선이 일자가 되거나 무릎이 골반안쪽으로 더 들어 가도 상관없다. 다만 무릎이 밖으로 빠지지 않게 주의!

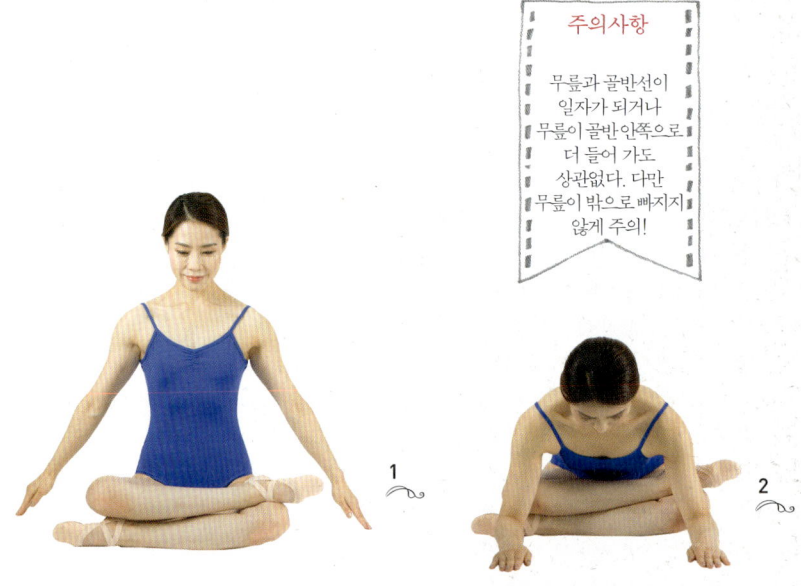

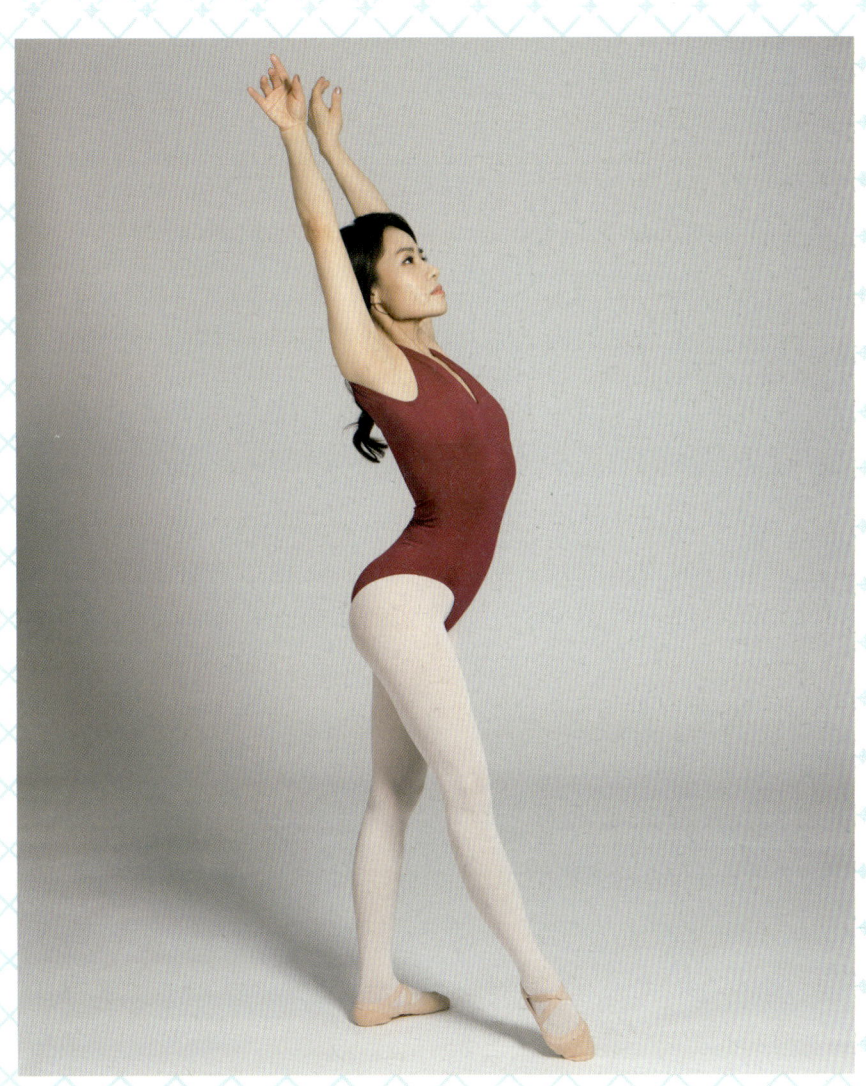

엉덩이 만들기

우선 내 엉덩이가 작은지 큰지 아님 살이 많은지 없는지 알아야 한다.

작은 엉덩이라면 골반이 작거나 말려 있을 것이고 엉덩이가 크면 골반이 벌어져 있을 것이다.

말랐는데 살이 많다면 오리 궁둥이일 수 있고, 살이 없다면 엉덩이 근육도 아예 없는 것일 수 있다.

골반이 작은 사람은 최대한 다리를 벌리거나 골반을 넓혀 엉덩이 운동을 해야 하고, 큰 사람은 다리를 모아 골반과 다리모양을 일자로 하거나 다리를 최대한 모아 운동을 해야 작고 예쁜 엉덩이를 만들 수 있다.

오리 궁둥이는 다리를 많이 들어 올리는 운동을 해야 다리가 짧아 보이지 않고 예쁜 엉덩이를 만들 수 있다. 엉덩이 볼륨이 없는 사람은 끊임없이 엉덩이 근육을 키워야 한다.

엉덩이 살이 없는 사람

1. 엉덩이 운동 1~3번 동작을 모두 한다.
2. 한 동작을 50번씩 3세트를 한다.

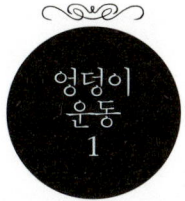

엉덩이 운동 1

- **골반이 큰 사람**

1 두 다리를 모아 무릎을 붙여 엉덩이를 끌어 올린다.
2 엉덩이가 바닥에 닿지 않게 천천히 내린다.
3 50번 반복한다.

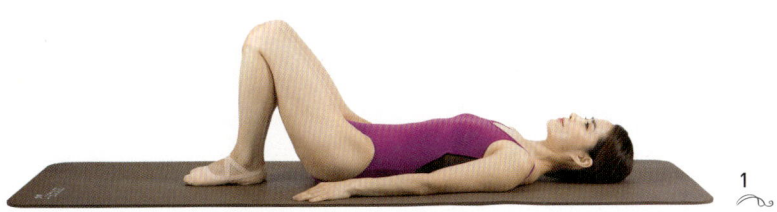

1

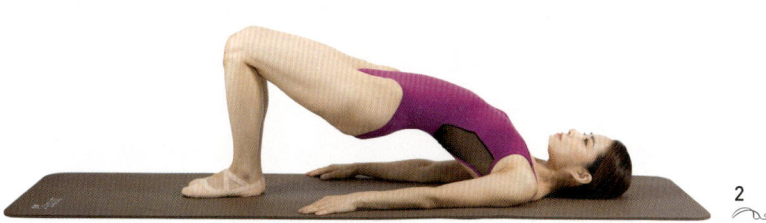

2

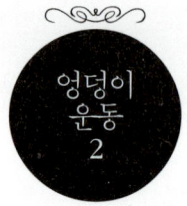

● 골반이 작은 사람

1 바닥에 등을 대고 누운 뒤 다리를 구부려 세운다.
  발가락과 무릎이 바깥으로 향하게 틀고 엉덩이를 들어 올린다.
2 엉덩이가 바닥에 닿은 뒤 바로 다시 끌어 올린다.
3 50번 반복한다.

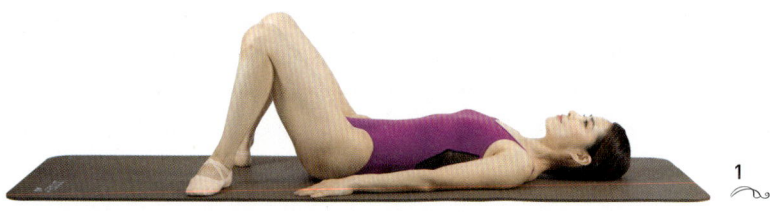

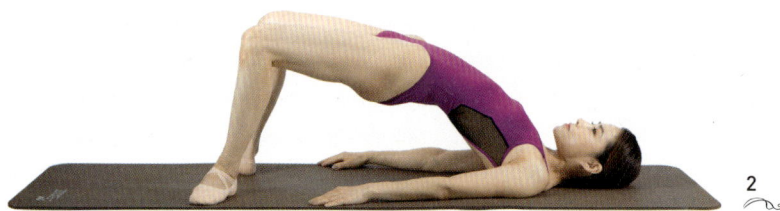

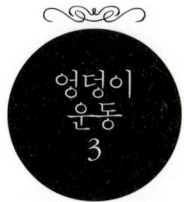

엉덩이 운동 3

● 오리 궁둥이

1. 바닥에 손을 대고 무릎을 세운다. 두 무릎의 간격은 어깨너비로 벌리고 오른발을 뒤로 차 엉덩이를 끌어올린다.

2. 천천히 다리를 내린다. 오른쪽, 왼쪽 각각 50번씩 반복한다.

주의사항
몸통과 다리가 직각이 되게 만들고 손바닥으로 바닥을 최대한 밀어준다.

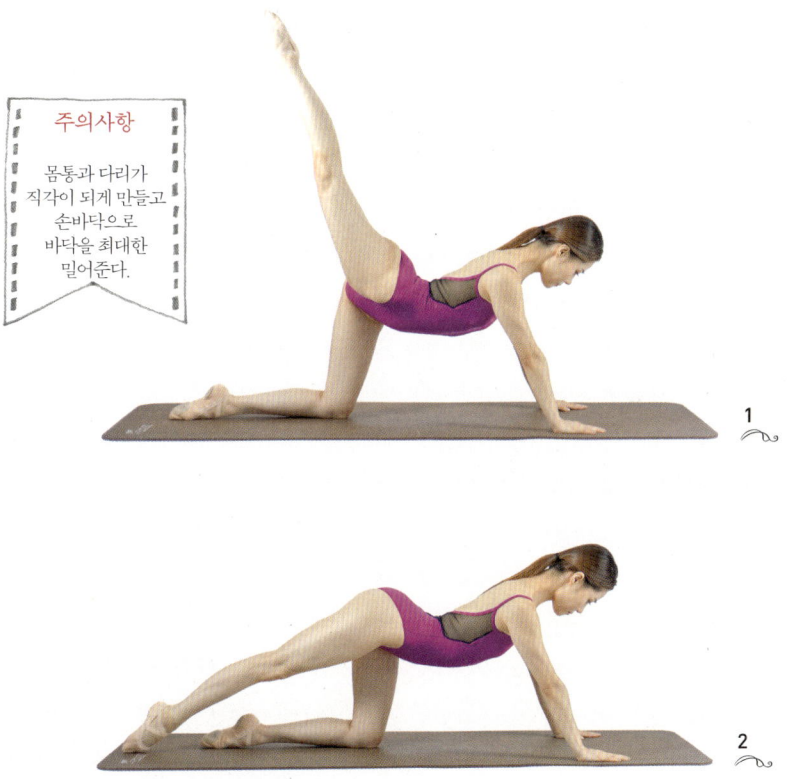

상체 늘려 허리에 힘주기

"허리에 힘을 주고 상체를 뒤로 하세요"라고 말하면 대부분 허리를 꺾거나 뒤로 젖힌다. 그러면 허리에 힘은 주지 못하고 흉곽 아래 상체의 반 정도만 사용한다.

척추측만도 허리를 쓰지 못하고 상체로만 힘을 주어 뒤로 젖히기 때문에 더 심해지는 것이다.

상체를 뽑아 들어 올린다는 느낌으로 이 동작을 하면 허리에 힘이 길러지는 것은 물론이고 척추측만증도 나아질 수 있다.

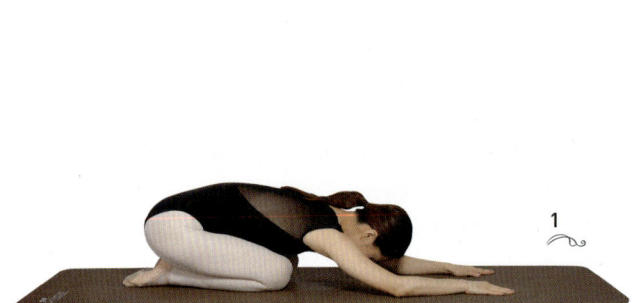

한쌤 팁
상체를 뒤로 세울 때 엉덩이에 힘을 주어야 허리에 무리가 가지 않는다. 또한 손바닥으로 바닥을 밀 때 어깨 힘을 빼고 어깨를 눌러주며 손바닥 힘으로 상체를 세워야 어깨가 올라가지 않는다.

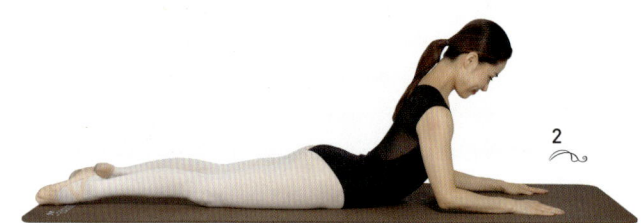

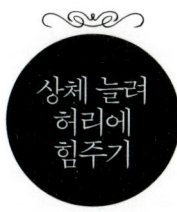

상체 늘려 허리에 힘주기

1 엎드려 만세를 하듯이 양팔을 위로 쭉 편다.
2 팔꿈치가 직각이 되게 몸쪽으로 당긴다.
3 팔꿈치에 힘을 주고 상체를 들어 올린다. 이때 등쪽 당김을 느끼며 20초 동안 유지한다. 2번 자세에서 팔꿈치를 펴서 흉곽에 자극이 오게 20초 동안 유지한다.
4 손바닥을 어깨 아래의 위치까지 당긴 후 손바닥으로 바닥을 누르듯이 상체를 들어 올려 허리에 힘이 들어오게 한다. 20초 동안 유지한다.

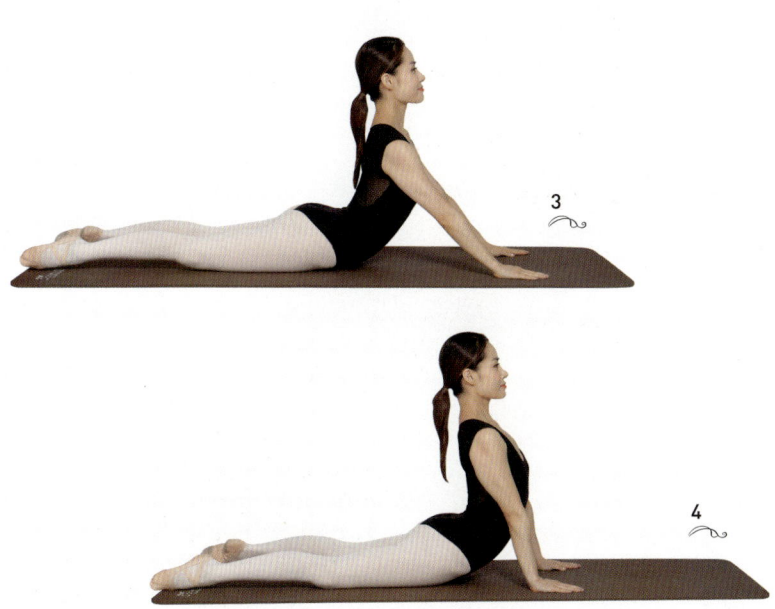

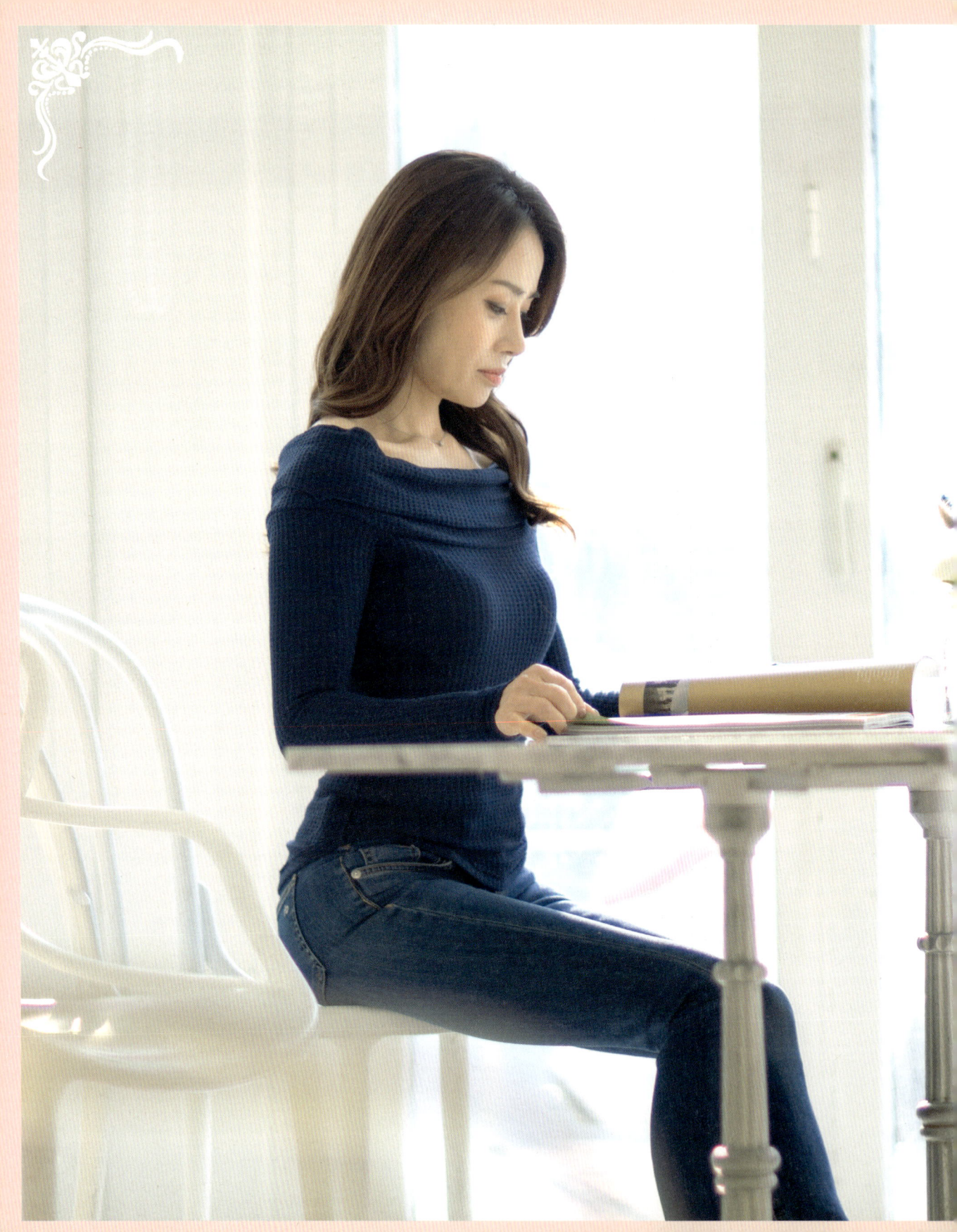

7

여배우 홈 발레
스트레칭 후
생활 습관

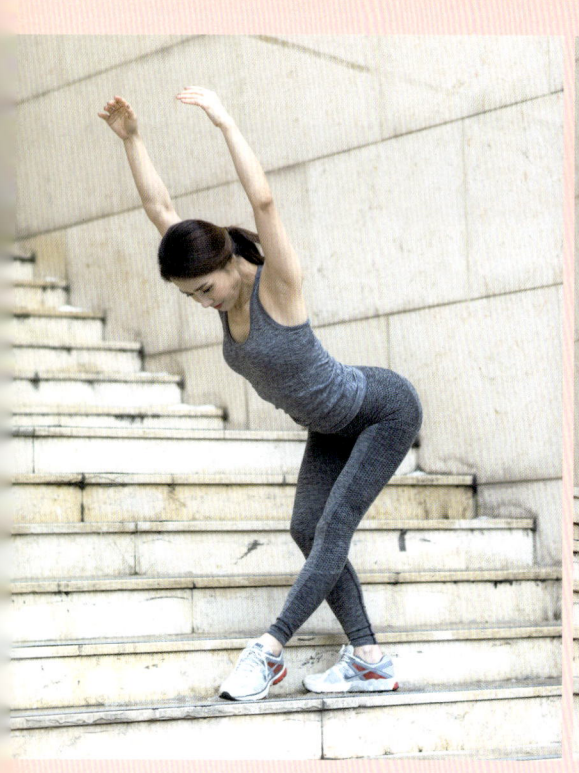
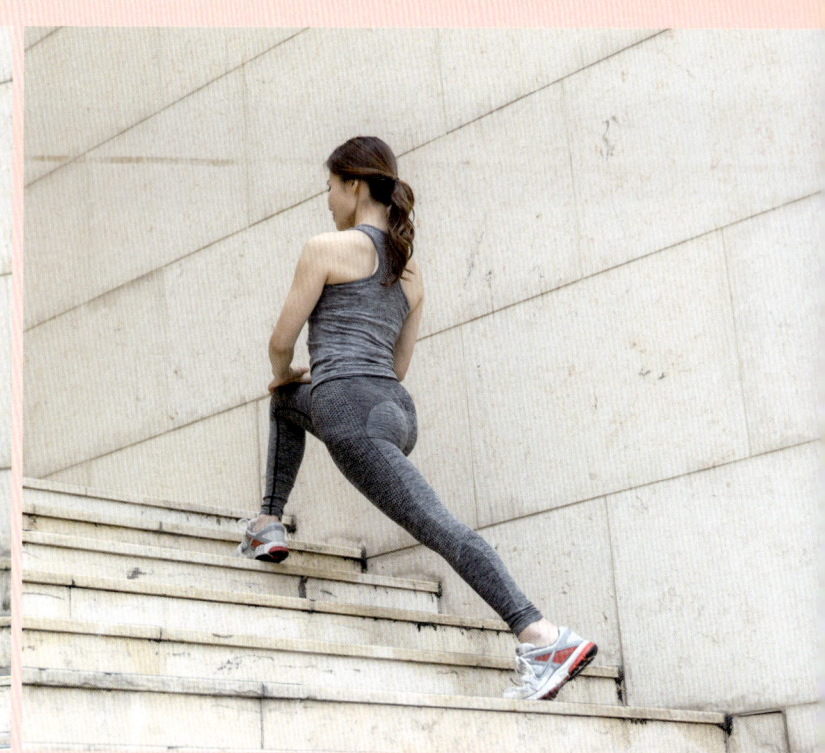

Home Ballet Stretching

무조건 저열량으로
식단을 짜기보다
평소 섭취량보다는 적게
그러나 영양은 균형 있게
섭취하는 것을
추천한다.

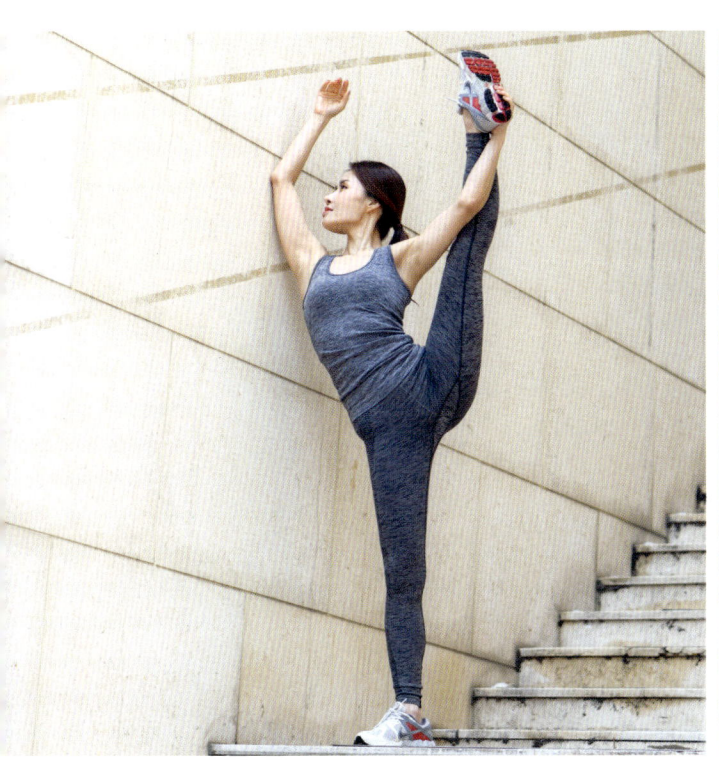
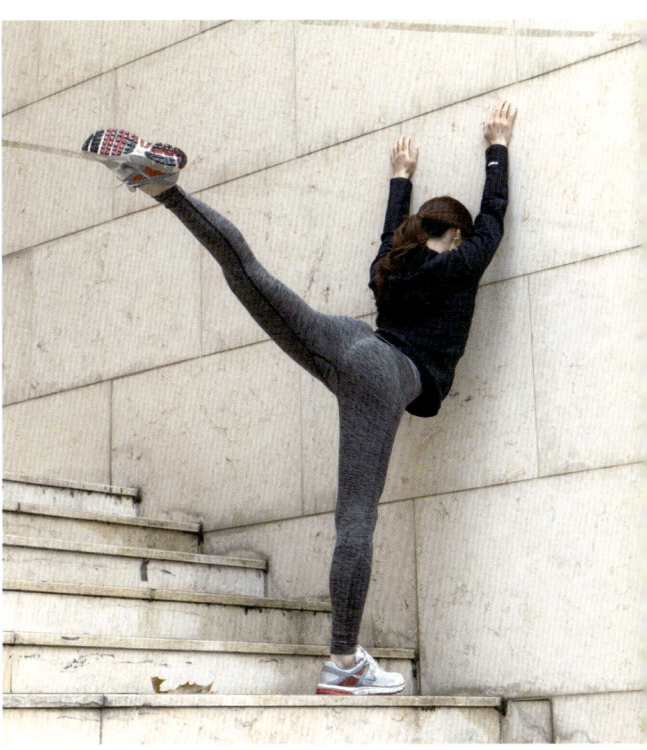

하루는 24시간이다. 그 중 1시간 스트레칭을 했다고 내 몸을 위한 모든 것을 다했다는 생각은 버리자. 물론 몸이 예전보다 예뻐지고 좋아지겠지만 환경 자체를 바꿔주어야 한다. 단순히 다이어트를 하기 위해서가 아니라 내 몸을 건강하고 아름다운 상태로 늘 유지한다는 마음으로 지내자. 먼저 패스트푸드나 인스턴트 음식 섭취를 최대한 줄이고 야채와 단백질 식단 위주로 음식을 먹자. 음주도 줄여야 몸이 좋아진다. 소주 한 잔(45밀리리터)은 63칼로리, 맥주 한 잔(500밀리리터)은 185칼로리, 와인 한 잔(120밀리리터)은 84칼로리이다. 특히 술과 함께 먹은 다른 음식은 모두 복부의 내장 지방으로 축적된다는 사실을 잊어서는 안 된다.

그렇다고 무조건 저열량으로 식단을 짜기보다 평소 섭취량보다는 적게, 그러나 영양을 균형 있게 섭취하는 것을 추천한다. 식사량을 계속 조절할 수 있다면, 규칙적으로 아침 식사와 점심 식사를 하고 저녁 식사는 생략하거나 우유 1잔, 삶은 달걀 흰자와 채소를 섭취하는 정도로 줄여 보는 것도 방법이다.

속옷만 입고 내 몸 체크하기

체중계에 뜨는 숫자보다 근육량에 더 신경써야 한다. 근육량이 늘어야 기초대사량이 증가하고 원하는 목표까지 몸을 만들 수 있다. 스트레칭으로 근력운동을 하면서 근육을 키우면 기초대사량이 증가하고 평소 에너지 소모량이 늘어, 같은 양을 먹어도 살이 덜 찌는 체질 혹은 살이 빠지기 쉬운 체질로 변하니 조급해하지 말자.

잘 때 모든 근육은 이완된다. 아침에 일어나면 가장 먼저 할 일은 공복 몸무게를 재고 바로 간단한 스트레칭으로 근육을 조금씩 깨우는 것이다.

그리고 옷을 갈아입으며 내 몸 구석구석을 살핀다. 일과를 마치고 샤워를 할 때도 내 몸을 체크해보자. 아침과 달라진 것이 있는지, 앞에서 그리고 옆, 뒤에서 허리와 엉덩이, 다리 등 내 몸을 사랑스런 눈길로 계속 바라본다.

자주 보고 체크한다면 하루하루 내 몸의 변화를 느낄 수 있고 긴장을 하게 된다. 몸을 더 생각해서 움직이고 건강한 음식을 먹을 수밖에 없다.

살이 올랐다 생각하는 부분 강화 스트레칭

내 몸을 매일 체크한다면 살이 오른 부분이나 근육이 부족한 부분이 분명 보일 것이다. 내가 쓰지 못하는 근육에는 살이 오르거나 약한 근육은 처지기 마련이다.

그런 근육은 부분적으로 스트레칭이나 운동을 해주고 그게 어렵다면 마사지를 통해서라도 자극을 줘야한다. 나는 운동이 안 되는 부분은 자주 만지고 주무른다. 우습지만 살을 가만히 두지 않고 괴롭힌다고 생각하면 된다. 체크하고 생각하고 꾸준히 관리하자. 조급해하지 말자. 서두른다고 몸이 빨리 만들어지지 않는다.

　오늘 당장 바로 달라지지 않지만 내일, 일 개월 후 더 예뻐질 것이고, 지금 노력해야 평생 살찌지 않는 몸을 만들 수 있다는 마음으로 포기하지 말고 계속 노력해야 한다. 몸은 단거리 달리기가 아니라 마라톤이라고 생각해야 한다.

　날이 가고 나이를 먹을수록 달라지고 변화하고 예뻐지는 내 몸을 언제나 응원하고 기대하자.

발레 스트레칭 후 변화를 몸으로 느끼기

　몸에 관심이 없고 무감각하면 내 몸의 변화를 잘 못 느낄 것이다.

　발레 스트레칭은 동작이 크지 않지만 절제하는 가운데 최대한 몸을 늘리고 미세한 잔근육을 사용하기 때문에 한두 번 한 뒤 몸의 변화를 느끼지 못하는 경우가 많다.

　하지만 꾸준히 노력하면 내 몸을 얼마나 늘리느냐에 따라 몸의 선이 변하고 작은 근육이 하나하나 생길 것이다. 가만있으면 온 몸의 선이 매끈하고 움직이면 잔근육이 눈에 띄게 나타날 것이다.

　이것이 무용하는 사람과 다른 운동하는 사람들과의 차이점이다. 발레 스트레칭은 다른 운동이랑 다르게 몸의 변화가 서서히 나타나지만 어느새 몸 전체 선이 바뀌어 있을 것이다.

하루 동안 먹은 음식 체크

　삼시 세끼를 먹은 뒤 대략 칼로리를 체크해보고 간식으로 먹은 과일, 과자,

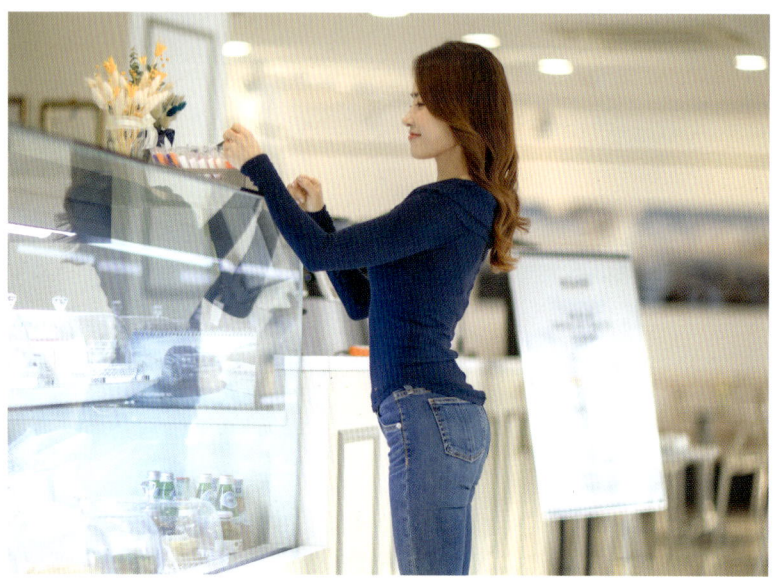

케이크, 커피 또한 기록해보자. 그럼 내가 먹은 양을 알 수 있고 그중에 한 끼는 안 먹든지 아님 간식이나 음료수를 줄일 수 있게 된다. 무조건 먹고 싶은 대로 먹지 말고 먹기 전 대략 칼로리를 계산한다면 스스로 조절할 수 있다.

또한 위가 늘어나지 않게 한 번에 많은 양을 섭취하지 말자. 내가 포만감을 느낀다면 그건 위가 늘어났다는 뜻이다.

배 부르기 전에 수저를 내려놓고 '조금 이따가 또 먹어야지'라는 생각을 가지면 된다. 일단 위가 줄면 섭취량도 줄게 된다.

물도 마찬가지다. 어떤 사람은 물 1리터를 한 번에 마신다. 아무리 칼로리가 없고 소변으로 배출된다고 해도 물을 한 번에 많이 마시면 그 또한 위를 늘어나게 하니 조금씩 자주 마시자.

나는 1시간 간격으로 물을 200밀리리터씩 마신다. 하루에 대략 8~9시간 동안 수업을 하니 하루에 약 2리터를 마신다. 몸이 가벼워야 운동도 잘되고 움직임도 가뿐하다.

스트레스도 반드시 관리해야 한다

우리는 스트레스와 함께 살아가고 있다고 말해도 과언이 아닐 만큼 엄청난 스트레스 속에 살고 있다. 회사와 집, 각종 모임 등 스트레스를 안 받는 곳은 없을 것이다.

그렇다고 스트레스가 다 나쁜 것은 아니다. 적당한 스트레스는 동기 부여가 되어 성공에 도움이 된다. 하지만 과도한 스트레스는 건강에 영향을 미쳐 대사기능, 생리기능, 면역기능을 깨뜨려서 다른 질병을 일으키기도 하고 비만의 원인이 되기도 한다.

스트레스와 비만의 관계는 여러 연구에서 밝혀졌다. 스트레스를 받으면 코티졸이라는 호르몬이 늘어나 식욕을 증가시키고 지방을 축적시키므로 아름답고 건강한 몸을 위해 스트레스 조절은 필수 요건이다.

스트레스를 많이 받았다고 생각될 때는 스트레칭으로 긴장을 풀어주자. 반신욕과 음악 감상, 명상도 도움이 된다. 그리고 잠을 충분히 자는 것도 중요하다. 수면부족은 스트레스와 비만과 관련된 체내 각종 호르몬의 불균형을 일으키기 때문이다. 스트레스를 받으면 많이 먹어도 포만감을 못 느낄 수 있어 더 많이 먹게 된다. 야식도 먹고 싶고, 라면과 매운 음식 등 맵고 자극적인 음식이 먹고 싶어진다. 스트레스를 이겨내기 위해 코르티솔 호르몬이 분비되며 혈당이 높아지고 인슐린 분비가 촉진되면서 식욕을 더 많이 느끼는 것이다.

맛있는 것을 적당히 먹어주는 것은 스트레스 해소에 도움이 되지만 폭식하거나 자극적인 음식으로 스트레스를 이기려 한다면 몸에도 나쁘고 아름다운 몸매를 만들려는 지금까지의 노력도 다 무너뜨려 스트레스를 더 받는 악순환으로 이어질 수 있다.

지금 이 순간만 생각하지 말자. 내 몸과 마음을 위해 어떻게 하는 것이 가장 좋은 일인지 숨 한 번 크게 쉬면서 생각해보자.

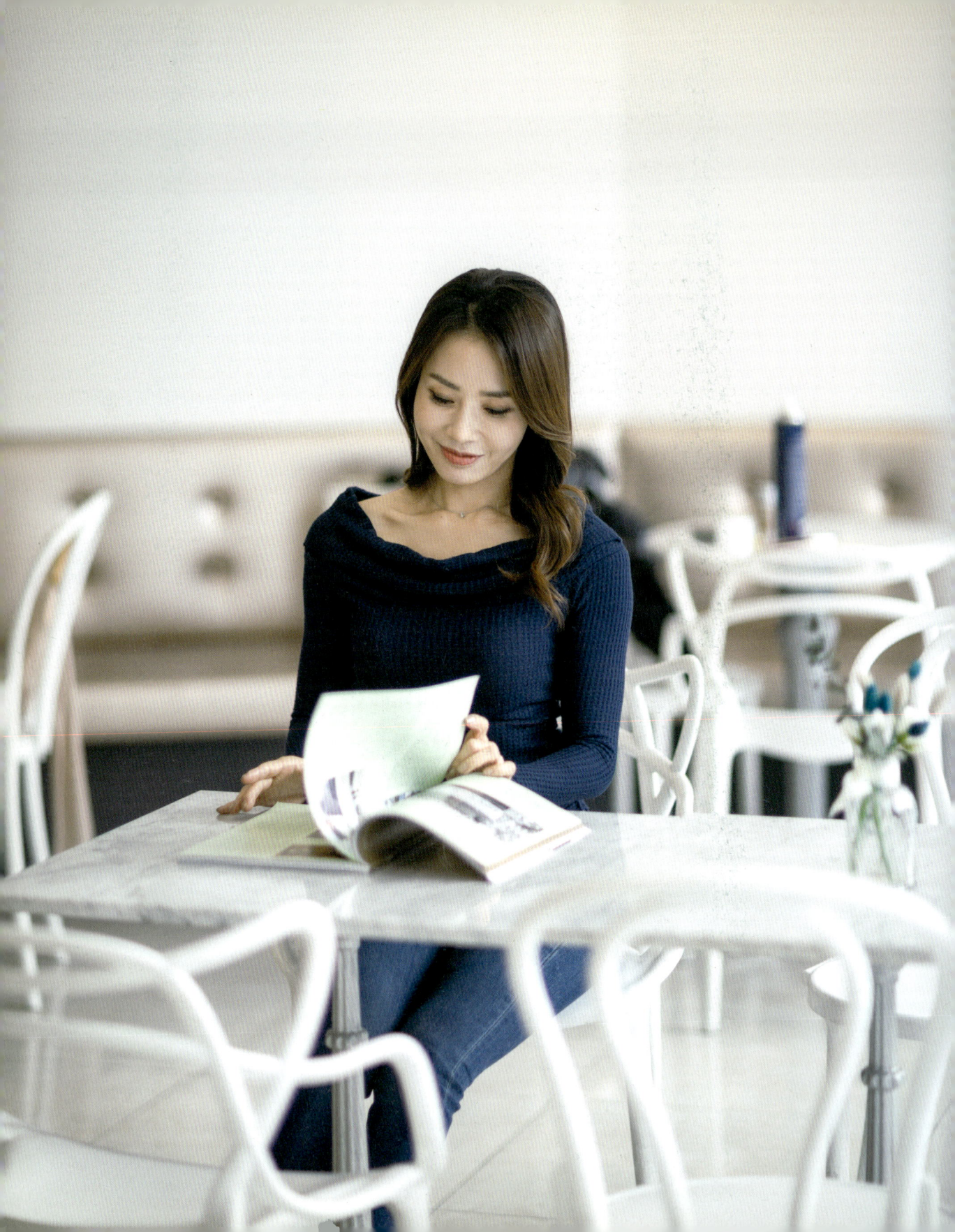

에필로그

정말 아름다운 몸을
갖는다는 건

　책을 쓰기 시작할 때부터 마칠 때까지 화두로 잡은 것이 이것이었다. 내가 운이 좋고 복이 많아서 우리나라를 대표하는 아름다운 여배우들의 몸을 가장 가까이에서 몇 년씩 바라봤다. 그때는 그들이 그저 아름답다고만 생각했다. 그런데 이 책을 쓰겠다고 마음을 먹으니 더 깊이 생각하게 됐다. 왜 그녀들이 아름답고 무엇을 가꾸는 것인지 지나간 시간을 하나하나 돌이켜 생각해 보았다.
　결론 먼저 이야기하자면 그녀들은 머리부터 발끝까지, 머릿속부터 마음속까지 다 아름다워지기 위해 노력한다.
　난 바르고 아름다운 몸이 무엇인지 전하고 싶다.
　내 머리에 있는 생각, 가슴으로 느끼는 감정, 몸으로 느끼는 감각을 이 책에 고스란히 담고 싶었다. 그래서 이 책을 보는 분들이 처음에는 단순히 여배우들의 몸매 가꾸는 비법을 전수받기 위해 첫 장을 열었어도 덮는 그 순간에는 그저 예뻐지는 것 이상으로 한 사람, 나로서의 자신감을 찾고 나답게 몸과 마음을 바로 세울 수 있는 각오를 다지길 바란다.

아침 9시에 시작해서 늦은 시간까지 수업을 하는 것을 보고 회원들이 "힘들지 않냐"고 걱정들 하신다. 에너지는 한 사람이 무조건 주는 것이 아니다. 가르치는 사람도 배우는 사람으로부터 에너지를 받는다. 그것이 좋은 에너지든 나쁜 에너지든 주고 받을 수밖에 없다. 참 감사하게도 매시간 새로운 상대가 내 앞에 서고 음악을 들으면서 움직일 때마다 매우 신선하고 건강한 에너지가 흐른다. 나도 내가 가진 가장 건강하고 맑은 에너지를 쏟아낸다.

정말 난 행운과 행복을 다 가진 사람이다. 너무도 아름다운 사람들과 건강한 에너지를 주고 받으며 그들이 더 멋진 몸과 마음으로 건강하게 더 성장하는 것을 바라볼 수 있으니 감사하다.

난 그들의 건강과 아름다움을 위해 더 나아가야 하기에 오늘도 연구하고 생각한다. 이 자리를 빌려서 더 노력하고 더 나아가겠다고 약속드린다. 그것이 나를 '선생님'이라고 불러주는 분들에 대한 최소한의 예의라고 생각한다.

'선생님'이라고 불리는 것이 좋기도 하고 무한 책임을 느끼게도 한다. '선생'은 어떤 분야를 잘 알고 경험이 많은 사람을 뜻한다. 나는 '발레 스트레칭 선생'이란 직업을 천직이라 믿는 만큼 마지막 날까지 나를 찾아온 사람의 체형 문제를 해결해주고 아름다움을 함께 찾기 위해 노력할 것이다.

참 감사한 사람이 많다. 나와 함께 열정적으로 수업 해주신 배우님들 중 특히 처음 스튜디오 오픈에 도움을 주신 배우 유호정님께 첫 번째로 인사 전한다. 발레 스트레칭이라는 이름을 처음 대중에게 알린 최지우님, 진정으로 건강한 몸을 알게 해 준 운동 마니아 옥주현님, 아름다운 몸으로 대중에게 한영을 널리 알린 배우 강소라님께도 인사 전한다. 배우분들 외에도 나를 믿고 함께한 우리 한스발레 회원님들, 일에만 전념할 수 있게 도와주고 별탈없이 건강하게 지내는 가족들이 없었으면 지금 이 순간의 행복은 절대 불가능했을 것이라고 고백한다.

내 생각과 느낌을 풍성하게 잘 살려서 책을 만들어준 김영사 최은희 부장

님과 편집부, 내 모습이 예쁘게 보이도록 애써주신 디자인팀과 지은혜 대리님, 가장 편하게 나다운 모습을 찾아준 송은지 사진작가님과 제 부족한 능력으로 멋진 책이 나올 수 있도록 힘써주신 회장님과 사장님, 그리고 김영사 모든 가족분들까지 감사드려야 할 분들이 많다.

언제나 초심을 잃지 않고 영혼 있는 수업으로 많은 분들에게 바르고 아름다운 몸을 찾아주도록 노력할 것이다.

다시 한 번 말하자면 배우들의 몸은 거저 얻어지지 않았다. 우리가 상상하는 것보다 인내하는 부분이 훨씬 많고 자신의 몸과 마음을 가꾸기 위해 노력을 아끼지 않는다.

부러워하자. 부러워하면 지는 것이 아니라 희망이 있는 것이다. 시작이 어렵지 습관이 되면 스트레칭 안 한 날과 한 날의 차이를 확실히 느낄 것이다.

당신이 최지우와 강소라가 아니라고 슬퍼하지도 말자. 당신답게 충분히 더 아름다워지는 것이 우리의 목표다. 그리고 당신이 이 책에 나온대로 잘 따라와 준다면 반드시 그날은 온다.

운동을 할 수 없는 이유는 많다. 피곤하고 힘들고, 바쁘다. 운동은 어렵고 힘든 것이라는 생각도 할 수 있다. 잠잘 시간도 부족한데 운동할 시간이 어디 있냐고 물을 수도 있다. 하지만 아프고 늘 피곤해하면서, 지치고 짜증내면서 살 것인가? 집에서 발레 스트레칭을 우아하게 즐기며 건강도 챙기고 예뻐지기까지 한다면 꼭 해야 하지 않을까?

이 책의 마지막 장을 읽고 있는 당신께 정말 감사드린다. 더 멋지고 더 아름다운 몸과 마음으로 다시 태어날 당신께 응원의 박수를 보낸다.

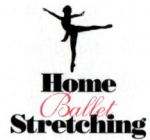